Libérate

de las

molestias

premenstruales

para

siempre

Marilyn Glenville

Libérate
de las
molestias
premenstruales
para
siempre

Una guía 100% natural para eliminar cólicos,
cambios de humor y otros trastornos

alamah MEDICINA ALTERNATIVA

Título original: Natural Solutions to PMS. Copyright © 2002 by Marilyn Glenville.

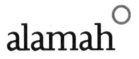

De esta edición:
D. R. © Santillana Ediciones Generales, S.A. de C.V., 2005
Av. Universidad 767, Col. del Valle
México, 03100, D.F.
Teléfono (55) 54207530
www.alamah.com.mx

- Distribuidora y Editora Aguilar, Altea, Taurus, Alfaguara, S. A.
  Calle 80 Núm. 10-23, Santafé de Bogotá, Colombia.
- Santillana Ediciones Generales, S.L.
  Torrelaguna 60-28043, Madrid, España.
- Santillana S. A.
  Av. San Felipe 731, Lima, Perú.
- Editorial Santillana S. A.
  Av. Rómulo Gallegos, Edif. Zulia 1er. piso
  Boleita Nte., 1071, Caracas, Venezuela.
- Editorial Santillana Inc.
  P.O. Box 19-5462 Hato Rey, 00919, San Juan, Puerto Rico.
- Santillana Publishing Company Inc.
  2043 N. W. 87 th Avenue, 33172. Miami, Fl., E. U. A.
- Ediciones Santillana S. A. (ROU)
  Cristóbal Echevarriarza 3535, Montevideo, Uruguay.
- Aguilar, Altea, Taurus, Alfaguara, S. A.
  Beazley 3860, 1437, Buenos Aires, Argentina.
- Aguilar Chilena de Ediciones Ltda.
  Dr. Aníbal Ariztía 1444, Providencia, Santiago de Chile.
- Santillana de Costa Rica, S. A.
  La Uruca, 100 mts. Oeste de Migración y Extranjería, San José, Costa Rica.

Primera edición: agosto de 2005.
ISBN: 970-770-137-4
Traducción: Eunice Cortés Gutiérrez.
Diseño de cubierta: Luis Vargas y González.
Impreso en México.

ADVERTENCIA: El contenido de este libro sólo tiene información y apoyo para que las lectoras identifiquen síntomas y condiciones que pueden estar padeciendo. El libro no pretende sustituir una adecuada consulta médica y no debe ser utilizado de este modo. Consulte siempre a un médico calificado o a un practicante de medicina. La autora y los editores no aceptan responsabilidad alguna ante la aparición de enfermedades ocasionadas por no buscar el consejo profesional de un médico.

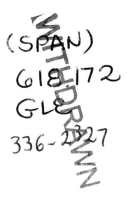

A Janet y Terry: los llevo en mi corazón.

Índice

Reconocimientos

Mi agradecimiento a Karen Sullivan por su persistencia al formularme preguntas y ayudarme a clarificar el contenido del libro. También a Alice Davis, Sandra Rigby y Judy, Gill y Philip, de Piatkus, por su continuo interés y apoyo.

Un agradecimiento especial para mi equipo de trabajo clínico, incluyendo a Linda McVan, maravillosa gerente, y a Brenda, Mel, Nicola y Jacqui. Todo mi amor para mi familia, mi esposo Kriss y mis hijos Mathew, Leonard y Chantell, quienes me animan siempre y muy probablemente tendrían un éxito enorme si participaran en un concurso especializado cuyo tema fuera "problemas hormonales femeninos".

Vaya mi gratitud a mis pacientes, porque a lo largo de los años me han abierto su corazón y su pensamiento, y cuya honestidad aprecio realmente: resultó enormemente revelador su maravilloso sentido del humor y su disposición a probar un enfoque distinto.

Primera parte

El rompecabezas del SPM

I n t r o d u c c i ó n

No es sólo tu imaginación… tampoco el hecho de que es lunes por la mañana. Levantarte de la cama ha representado un esfuerzo muy grande y durante el desayuno querías morder a tus hijos o a tu pareja. Al salir de casa, malhumorada, no se te ocurre cómo vas a soportar todo el día, y para media tarde ya te zampaste un paquete de galletas y dos barras de chocolate.

¿Te suena familiar? Si te has sentido más o menos así durante la mitad de tus ciclos mensuales, podrías tener síndrome premenstrual… y no eres la única. La situación afecta a más de 90 por ciento de las mujeres antes de llegar a la menopausia. Hay que decir que el SPM tiene muy mala fama, y las mujeres que lo padecen han llegado a describirlo como el alborotado monstruo de ojos rojos. Para la gran mayoría, sin embargo, el SPM es mucho menos dramático, aun cuando sigue siendo un problema en su vida.

El término "SPM" describe cualquier síntoma que ocurra entre la ovulación y el comienzo del periodo. Y hay más de 150 síntomas, desde antojo desaforado por comida, hipersensibilidad de los senos, dolores de cabeza e irritabilidad, hasta cambios de humor y estallidos de llanto. Pueden presentarse en toda suerte de combinaciones y varían desde ligeras molestias a muy severos.

Podrías elegir sencillamente vivir con ellos. Pero si el SPM te impide trabajar y disfrutar tan libremente como te gustaría, entonces debes preocuparte y es conveniente hacer algo al respecto. Allí es donde encaja este libro.

En la Primera Parte revisaremos causas, síntomas, diagnósticos y tratamientos convencionales del SPM. Pero antes veamos el rompecabezas del SPM: las confusiones y ambigüedades relativas a esta situación que para muchas de nosotras siguen siendo demasiado reales.

No todo está en tu cabeza

Como el SPM involucra tantos síntomas —los cuales parecen aumentar año con año— ha sido difícil precisarlo. Y hay más problemas. Los síntomas surgen durante los días previos a tu periodo y desaparecen cuando se inicia. Sin embargo, cuando un equipo de médicos estudió a un grupo de mujeres con SPM y a otro que no lo padecía, y midieron los niveles hormonales en la segunda mitad de sus ciclos, no encontraron diferencias entre el perfil hormonal de ambos.

Más aún, a pesar de que el SPM fue reconocido oficialmente hace 70 años, todavía no hay una clara comprensión de sus causas. La confusión aumenta porque todos y cada uno de los tratamientos (y, a la fecha, hay más de 80) utilizados parecen tener un efecto benéfico. Y que los placebos, o tratamientos para bobos, utilizados en pruebas clínicas a menudo funcionan mejor que el tratamiento activo, en ocasiones con una tasa de éxito de 94 por ciento,[1] aun cuando los resultados son con frecuencia de corta duración.

Este dilema ha ensombrecido la investigación y el tratamiento por años. En 1993, el debate sobre el SPM se exacerbó tanto que algunos expertos sugirieron incluso que no existía condición médica alguna, sino que sólo era un problema psicoemocional: "Todo está en la mente". Llegó a proponerse que cuando mujeres de todo el mundo aseguraban tener SPM, estaban de mal humor. Estos investigadores argumentaron que si las mujeres creían padecerlo, se condicionaban a achacarle sus cambios de humor, depresión y agresión. Así, se convertía en una profecía autocumplida.

¿Estaban en un error? Debemos reconocer que, si cerca de 94 por ciento de las mujeres sentía que su SPM mejoraba tomando nada más una píldora de azúcar, debía haber un elemento psicoemocional involucrado. Pero el asunto no se agota ahí.

Sea como fuere, las mujeres se encuentran en una situación sin salida. Si el SPM *existe*, estamos obligados a reconocer que las mujeres sentirán, se comportarán y se las arreglarán en forma distinta según el día del mes. Dado que las mujeres han luchado mucho y durante largo tiempo para demostrar que nuestra diferente disposición psicológica no es un problema para nuestro desempeño, es difícil argumentar que seremos tan eficaces como los hombres si tenemos un obstáculo mensual por superar. Por otro lado, si el SPM no existe, entonces hemos estado dando excusas y culpando a las hormonas por un comportamiento errático sin justificación. ¿A dónde nos lleva esto?

Creo que el SPM es un problema muy real, y no soy la única. Mientras algunos estudios consideran que afecta a 70 o 90 por ciento de las mujeres durante sus años reproductivos,[2] otros señalan que de 30 a 40 por ciento de las mujeres tienen síntomas físicos y psicoemocionales lo suficientemente severos para interferir en su vida.

De hecho, como muchas hemos oído, algunas mujeres con SPM pueden sufrir transformaciones del tipo Jekyll y Hyde tan extremas, que han sido utilizadas como atenuantes en juicios por asesinato. Incluso a varias mujeres se les ha revocado la sentencia de ir a prisión porque estaban bajo tratamiento. Pero estos casos son pocos, afortunadamente, y las peores consecuencias para mujeres con SPM son ausentarse algunos días de su trabajo o tener una fea discusión con su pareja.

¿Un problema en aumento?

Ciertamente hay muchos más casos de SPM que hace sólo unos cuantos años. Esto podría deberse a que, como estamos más conscientes del problema, se hace un diagnóstico más rápido. En general, sin embargo, yo diría que el SPM es más común que hace algunas generaciones porque las mujeres tienen ahora más ciclos menstruales.

Hace décadas, cuando las familias grandes eran la norma, las mujeres estaban embarazadas durante gran parte de sus años reproductivos y, asimismo, amamantaban a sus hijos más meses. Como la lactancia suspende la menstruación, algunas mujeres la utilizaban como una forma de contracepción por algún tiempo luego del nacimiento de cada hijo. Después, estas mujeres se embarazaban de nuevo muy pronto. Así, difícilmente tenían oportunidad de experimentar síntomas premenstruales, porque no tenían tantos ciclos.

Hoy, en Occidente, las familias son más pequeñas, y menos mujeres quedan atrapadas en el extenuante ciclo de los embarazos. Muchas más mujeres desarrollan una profesión, a menudo incluso en sus treinta, y de ese modo posponen tener hijos. En consecuencia, pueden tener más de veinte años de periodos ininterrumpidos entre sus quince y sus 35 años de edad, y es mucho más probable que cobren conciencia de sus síntomas mensuales. Sumado a ello, las chicas de hoy tienden a comenzar sus periodos antes que las generaciones previas, algunas incluso a los ocho años. Esto también aumenta el número de ciclos menstruales en la mujer a lo largo de su vida.

En otras palabras, las mujeres en promedio tienen periodos de 35 a 40 años de su vida, lo que agrega siete años de menstruación. Si una mujer tiene SPM antes de cada uno de estos periodos, habrá experimentado siete años de desdicha. Para decirlo rápido, es difícil que el SPM pase inadvertido.

¿Por qué yo?

¿Qué ocasiona el SPM? La respuesta es que nadie lo sabe. La cura sería evidente si conociéramos la causa pero lo que sabemos hasta ahora no es concluyente.

La mayoría de los investigadores han buscado un "Santo Grial" premenstrual: el mecanismo único que ocasiona el SPM. Pero, como hemos visto, esta cruzada de 70 años ha fracasado, aun cuando se hayan descubierto varios tratamientos para aliviar ciertos síntomas de SPM en experimentos placebo/control. Y un amplio abanico de tratamientos han sido puestos a prueba: progesterona, estrógenos, vitamina E, reflexología, terapia de luz, aceite de prímula. El hecho de que un rango tan amplio de tratamientos funcione para síntomas particulares parece indicar que el enfoque del "Santo Grial" es inútil. Quizá es hora de aceptar que no hay causa ni cura únicas. Y esto terminaría con la situación de que las mujeres sean aventadas como pelotas entre ginecólogos, endocrinólogos y psiquiatras para obtener un diagnóstico.

Queda claro así que las mujeres no son una sencilla colección de "pedacitos" que pueden analizarse y modificarse. Todos los sistemas del cuerpo humano están interrelacionados y, al tratar un solo aspecto —hormonas o salud emocional—, nunca llegaremos al meollo de los problemas asociados al SPM. Es necesario considerar a la mujer como un todo —cuerpo y mente— para que el tratamiento tenga éxito. Más importante aún será aceptar que cada mujer es única y la causa de cualquier situación que padezca, incluyendo SPM, le es particular.

Este enfoque holístico del SPM ha tenido enorme éxito, al grado de que incluso los tradicionalistas han tenido que reconocerlo. Como ha puntualizado un artículo especializado aparecido en *Journal of Psychosomatic Obstetrics and Gynaecology*: "El comportamiento humano no puede ser comprendido en el interior de un único… marco de referencia. Para desentrañar el [desarrollo] del spm se requiere un enfoque multidisciplinario".[3]

Este libro muestra lo maravillosamente efectivo del enfoque holístico para descifrar y tratar los complejos y entretejidos síntomas del spm.

Capítulo 1

¿Qué es el SPM?

Si el SPM es visto a menudo como un cliente escurridizo, difícil de diagnosticar y tratar, parte de su misterio puede residir en cómo se vio a la mujer en tiempos remotos.

Para muchos pueblos antiguos, había algo atemorizante en la menstruación misma: capacidad de las mujeres para sangrar regularmente sin morir. En esas culturas, la sangre femenina se consideraba una confirmación del milagro de la vida. Tan poderosas se creía a las mujeres que se les pedía salir de sus comunidades cuando estaban menstruando. Algunas culturas reconocían también la estrecha conexión entre los ciclos de la luna y el ciclo mensual femenino a partir de su significado mitológico.

El SPM surge mucho después, como veremos en la siguiente breve historia. Después revisaremos cómo definimos hoy esta condición.

Nombrarlo

El SPM es un fenómeno nuevo. Tan temprano como en el siglo IV A.C., los médicos hipocráticos comenzaron a observar síntomas físicos y psicoemocionales en la mujeres durante su ciclo.[1] En la era victoriana, el psiquiatra Henry Maudsley describió la condición del siguiente modo: "La actividad mensual de los ovarios, que señala el advenimiento de la pubertad en las mujeres, tiene un efecto notable en la mente y el cuerpo: de ahí que puede convertirse en una causa importante de trastorno mental y físico".[2] Pero no fue sino hasta 1931 que un neurólogo estadounidense, Robert Frank, introdujo por primera vez la idea de una condición real de salud relacionada con el ciclo femenino. Al presentar su teoría a la Academia de Medicina de Nueva York, Frank sugirió que esta condición, a la que llamó tensión premenstrual (PMT, por sus siglas en inglés), era causada por una defectuosa función de los ovarios.[3] El mismo año, un psicoanalista reconoció también el problema, pero sugirió que era resultado de deseo sexual y poder reprimidos.[4]

Se mantuvo el nombre de PMT por un tiempo, aun cuando la tensión sólo era una parte del asunto. Durante los años treinta y cuarenta del siglo XX, se definieron los síntomas emocionales asociados al ciclo menstrual como irritabilidad y ansiedad.

En 1953 se produjo un avance, cuando la pionera en el campo premenstrual, la doctora Katharina Dalton, junto con el doctor Raymond Greene, publicaron el primer trabajo significativo para describir el SPM en el *British Medical Journal*.[5] Dalton sugirió que el nombre fuera sustituido por "síndrome premenstrual" o SPM para indicar que no se trataba de una condición de salud única, sino de un síndrome o grupo de síntomas que caracterizaban una condición, de la cual la tensión era sólo uno de ellos. Actualmente se utilizan ambos nombres en forma indistinta, pero SPM resulta el más adecuado.

Tras esta muy breve síntesis histórica, revisemos de manera más detallada el cúmulo de síntomas que conforman el SPM.

Precisemos los síntomas

"¿Cuál es la diferencia entre una mujer con SPM y un terrorista? Que con un terrorista puedes negociar."

Hay cientos de chistes sobre el SPM pero, para muchas mujeres, los síntomas no son nada graciosos. En ocasiones, como veremos más adelante, resultan tan serios que afectan la vida familiar, ponen la vida de niños en peligro e incluso ocasionan el rompimiento de un matrimonio. Se estima que 70 a 90 por ciento de mujeres padecen cada mes síntomas premenstruales y que para el 30 o 40 por ciento son tan desgastantes que interfieren en su vida cotidiana.[6]

Los 150 síntomas que se agrupan bajo el nombre de SPM pueden dividirse en dos grupos: físicos y psicoemocionales.

Síntomas físicos

- Antojo desaforado de azúcar y alimentos.
- Inflamación.
- Retención de líquidos.
- Hipersensibilidad e hinchazón de senos.

- Mareo.
- Cansancio.
- Acné.
- Dolor de cabeza/migrañas.
- Aumento de peso.
- Torpeza.
- Falta de coordinación.
- Dolores.
- Mareo o vértigo.
- Desfallecimiento.
- Cambios en el impulso sexual.
- Temblores.
- Sed excesiva.
- Palpitaciones.
- Cambios en los patrones de sueño: insomnio, inquietud y sueño pesado o prolongado.
- Náusea.
- Vómito.
- Dolor en la espalda baja.
- Calambres.
- Cambios intestinales, incluyendo estreñimiento y/o diarrea.
- Flujo nasal.
- Garganta inflamada.
- Secreción vaginal o flujo.
- Comportamiento propenso a accidentes.
- Intolerancia al alcohol.
- Problemas oculares, como orzuelos y conjuntivitis.
- Herpes (oral o genital).
- Hemorroides.

* Urticaria (comezón en la piel).
* Intolerancia a la luz o al ruido.
* Inquietud o nerviosismo.

Síntomas psicoemocionales

* Cambios de humor.
* Irritabilidad.
* Ansiedad.
* Tensión.
* Ira.
* Agresión.
* Depresión.
* Arranques de llanto.
* Falta de memoria.
* Tendencias suicidas.
* Incapacidad para arreglárselas.
* Mala concentración.
* Ataques de pánico.
* Confusión.
* Letargia.
* Agorafobia (miedo a los espacios abiertos o públicos).
* Sensación de inseguridad.
* Sentimientos de baja autoestima.
* Pérdida de la autoestima.
* Indecisión.
* Paranoia.
* Miedo.
* Pensamiento ilógico.
* Pensamientos irracionales.

● Alucinaciones.

● Ilusiones.

● Celos.

● Sentimientos de culpa.

● Juicio pobre.

● Sensación de soledad.

Como esto comienza a sonar muy negativo, hablemos del otro lado de la moneda. Algunas mujeres han comentado cambios positivos en los días cercanos a su menstruación, como sentirse llenas de energía y control, capaces de manejar satisfactoriamente sus arranques de limpieza y de organización. Artistas y escritoras comentan a menudo que, para ellas, es un momento muy creativo del mes, porque entonces las ideas fluyen libremente. Pueden sentirse incluso en un estado de conciencia distinto que intensifica su percepción.

¿Cuánto dura el síntoma? El SPM varía según la duración de los ciclos. Una mujer con un ciclo de 35 días podría ovular el dieciocho y tener diecisiete días de síntomas premenstruales; otra con un ciclo de 21 días que ovula el catorce, puede padecer sólo siete días de SPM, aunque también experimentará los síntomas con más frecuencia porque se libera de ellos cuando el ciclo vuelve a comenzar. La mayoría de las mujeres percibe que los síntomas se desvanecen justo cuando su flujo se declara abiertamente. Es como si la liberación de sangre eliminara los síntomas. Y, lo que es muy interesante, las mujeres que "manchan" antes de sus periodos no experimentan alivio hasta que sus periodos comienzan realmente.

La búsqueda de un sistema

Un síndrome que ostenta 150 síntomas y varía de una mujer a otra puede ser la pesadilla de un médico. Por eso, a principios de los años ochenta del siglo pasado, el doctor Guy Abraham trató de facilitar la clasificación del SPM mediante cuatro categorías para los diferentes síntomas. Sugirió que cada categoría obedece a un desequilibrio hormonal propio.[7] A continuación describimos el sistema de Abraham.

Tipo A: Ansiedad

Esta categoría es muy común en más de 80 por ciento de las mujeres que padecen SPM e incluye cambios de humor, irritabilidad, ansiedad y tensión.

Causa sugerida: desequilibrio de estrógenos y progesterona, con los niveles de estrógenos demasiado altos y los de progesterona demasiado bajos.

Tipo C: Antojo desaforado

De acuerdo con Abraham, hay antojo desaforado de dulces, mayor apetito, fatiga y dolores de cabeza. Más de 60 por ciento de las mujeres con SPM puede experimentarlos.

Causa sugerida: problemas con la tolerancia a la glucosa, anormal durante 5 o 7 días antes de la menstruación, pero normal el resto del mes.

Tipo H: Hiperhidratación

Retención de líquidos, hipersensibilidad, hinchazón de senos, inflamación abdominal y aumento de peso. Más de 40 por ciento de las mujeres con spm pueden experimentar estos cambios.

Causa sugerida: exceso de aldosterona, hormona liberada por las glándulas suprarrenales, que actúa sobre los riñones para regular el equilibrio de líquidos.

Tipo D: Depresión

Incluye además confusión, falta de memoria, torpeza, introvertsión, pérdida de coordinación, paranoia y estallidos de llanto. Sólo 5 por ciento de las mujeres con spm experimentan estos síntomas, pero puede ser el grupo más problemático cuando hay tendencias suicidas.

Causa sugerida: muy poco estrógeno y demasiada progesterona.

Sin embargo, hay varias dificultades con la clasificación de Abraham. Para empezar, psicológicamente resulta inadecuada para muchas mujeres. He visto que algunas, por ejemplo, padecen síntomas tanto del Tipo A como del Tipo D en el mismo ciclo, de modo que los desequilibrios hormonales no pueden explicar esta situación: una mujer no puede tener niveles de progesterona simultáneamente muy altos y demasiado bajos. De hecho, muchas experimentan síntomas de cada uno de los cuatro grupos de Abraham durante cualquiera de sus ciclos. Y para algunas, esto puede ocurrir unos meses pero otros no. O pueden ser también más severos durante algunos ciclos.

El momento en que se presentan los síntomas puede variar también de un mes al siguiente. Una mujer puede descubrir que sus cambios de humor aumentan en forma gradual de modo que se siente cada vez más irritable hasta que comienza su periodo. Otra puede despertar una mañana a mitad del ciclo y saberse distinta: estará tensa o triste antes de comenzar siquiera su día. Los compañeros de mujeres con SPM han señalado, con alguna frecuencia, que al despertar pueden notar de inmediato la diferencia porque, con sólo mirar a su mujer a los ojos, perciben una persona alterada.

El punto clave es que muchas mujeres padecen sus propios síntomas, los cuales pertenecen a los cuatro grupos, en grados y con regularidad variables. Todo lo anterior hace el sistema de Abraham poco útil. Pero esta variabilidad de síntomas deja en claro algo: cada mujer que padece SPM tiene su propia combinación de síntomas, y esto significa que cualquier tratamiento deberá hacerse a su medida. Sencillamente, los científicos no van a encontrar un tratamiento hormonal que funcione para todas las mujeres, como tampoco un nutriente único, como el magnesio, que elimine el problema.

En términos sencillos, los síntomas de SPM son causados por la respuesta negativa de una mujer a los cambios durante su ciclo menstrual. Un estudio encontró que los medicamentos que cortan en definitiva el ciclo eliminan todos los síntomas. Cuando se dio nuevamente hormonas —lo mismo estrógenos que progesterona—, reaparecieron inmediatamente.[8] La única manera de eliminar el SPM de manera permanente es modificar nuestro cuerpo a fin de que, cuando atravesemos el ciclo menstrual, nuestras hormonas funcionen exactamente del mismo modo en que la naturaleza lo presupone y sus cambios naturales no desorganicen lo que pensamos o sentimos.

Factores de riesgo

¿Quién padece SPM? Eres más propensa si:

* estás en tus treintas o cuarentas
* tienes dos niños o más
* tu madre lo padeció
* has experimentado recientemente un trastorno hormonal; por ejemplo, tuviste un bebé, una interrupción de embarazo, aborto, esterilización o dejaste de tomar la píldora
* has tenido varios embarazos en rápida sucesión.

Recuerda que éstos son sólo factores de riesgo, no están grabados en una piedra. La investigación indica que las mujeres que caen en estas categorías *podrían* ser más propensas a desarrollar síntomas premenstruales. Desafortunadamente, el riesgo parece incrementarse si estás en más de una categoría. Pero conocer estos factores puede serte útil. Si sabes que eres más propensa que otras mujeres, ello puede motivarte a hacer algo antes de que tus síntomas empeoren.

Se ha descubierto que el SPM puede agudizarse con la edad y, como vimos antes, las mujeres en sus treintas y cuarentas pueden experimentar síntomas más severos. Mi opinión es que conforme envejecemos nuestro cuerpo debe esforzarse más para salvar los cambios hormonales durante el ciclo y también que nos volvemos más sensibles a estas fluctuaciones. Por si fuera poco, tendemos a asumir más responsabilidades cuando somos mayores, lo que conlleva mayor estrés. Y si estamos atareadas es posible que comamos en el camino o erráticamente, saltándonos alguna comida de vez en cuando. Así, nuestro nivel hormonal se desequilibra, dando lugar al spm.

Aun cuando se ha descubierto que tiene algún origen genético, es importante recordar que no es una maldición. Cada mujer es distinta, y cómo te cuides, qué comas, lo mucho y bien que duermas, hagas ejercicio y la manera en que manejes el estrés, por ejemplo, harán una gran diferencia en tu salud general y en la intensidad de tu spm.

Los otros factores de riesgo se relacionan con cambios hormonales, como tener un bebé. Las recomendaciones de este libro están diseñadas para ayudar a tu cuerpo a lidiar con cualquier fluctuación hormonal experimentada, a fin de reducir los síntomas premenstruales. Aunque los periodos de cambio pueden ser un importante factor de riesgo, los puedes controlar. En el capítulo 6 encontrarás cómo hacerlo.

Vínculos con la depresión posparto

Quizá te preguntas qué relación tiene la depresión posparto (ppd, por sus siglas en inglés) en un libro sobre spm. Aunque parezca extraño, efectivamente hay una conexión. La doctora Katharina Dalton encontró que en las mujeres con spm —que casi por regla se sienten excepcionalmente bien durante el embarazo debido a que no tienen su ciclo— hay un riesgo mayor de desarrollar ppd tras el parto. En síntesis, si estás planeando un embarazo o padeces ppd luego de un embarazo previo, debes hacer algo para eliminar el spm, lo que contribuirá a prevenir la recurrencia de la ppd.

La depresión en sí es sólo uno de los síntomas de la PPD. Es muy común y puede presentarse el día del parto, al siguiente o incluso algunos días después. La mayoría de las mujeres que la padecen se sienten llorosas y confundidas, síntomas parcialmente debidos a cambios hormonales durante el parto. Los síntomas de la PPD pueden relacionarse también con desajustes hormonales cuando baja la leche. Pero, para 15 por ciento de las mujeres, desesperación y llanto persisten, y se convierten en depresión posparto.

Los síntomas de la PPD incluyen:

* cambios de humor
* comer como consuelo
* llanto
* sensación de desesperación
* agotamiento
* sensación de incapacidad para atender al bebé.

Como puedes ver, son muy similares a algunos síntomas del SPM.

Si tuviste PPD después de un embarazo previo, es probable que vuelvas a padecerla: ocurre en 68 por ciento de los casos. Los cambios hormonales justo después del parto son una conmoción bastante grave para el sistema, y tu cuerpo necesita recuperar el equilibrio para arreglárselas con ellos y prevenir cualquier síntoma mental y físico severo.

Existe también una forma extrema de PPD llamada psicosis puerperal, severo desorden mental, por fortuna muy raro. Las mujeres que padecen psicosis puerperal deben generalmente ser hospitalizadas para impedir que se hagan daño a sí mismas o al bebé. La depresión no es el único síntoma: puede haber irritabilidad, alucinaciones, confusión y SPM después del nacimiento.

Exactamente igual que con el SPM, la clave para prevenir la PPD es lograr un óptimo estado de salud, lo que supone en gran medida comer bien. En el caso de SPM, esto permite que tus hormonas funcionen correctamente y tu cuerpo supere sus fluctuaciones naturales mes a mes. En el caso de la PPD, significa que tu cuerpo aguantará los cambios difíciles durante embarazo y parto.

Los síntomas más severos

En 30 a 40 por ciento de mujeres con SPM, los síntomas pueden ser tan serios que desorganizan la vida diaria. Los efectos negativos sobre la vida familiar, la pareja y los hijos pueden ser tan severos que algunas mujeres experimentan una transformación del tipo Jekyll y Hyde, de la cual están conscientes pero son incapaces de controlar. Otras, con un SPM muy marcado, sufren cambios de personalidad tan extremos que han cometido asesinato o suicidio durante las semanas cercanas a su periodo. Algunas más padecen una forma especial de SPM parecida a una severa depresión (véase página 35).

En 1981, una mujer utilizó un diagnóstico de SPM severo como argumento de defensa en un caso criminal. Luego de una discusión con su novio, lo mató al atropellarlo con su automóvil. El diagnóstico de SPM fue aceptado sobre la base de capacidad disminuida, y ella alegó que "sólo se había quebrado". Recibió una condena condicional por 12 meses y la prohibición de conducir durante el mismo tiempo.

La doctora Katharina Dalton ha prestado en varias ocasiones su testimonio en casos legales, citando características
de delitos relacionados con SPM. Éstas suelen ser:

* delitos recurrentes
* sin un cómplice
* no premeditados
* sin motivo
* sin la intención de escapar a la detención
* posiblemente un grito de auxilio.

Dalton explica que el SPM no puede ser utilizado como
defensa, aunque es un factor atenuante. Esto significa que la
mujer debe declararse culpable, pero el SPM puede modificar
la sentencia.[9]

Hasta ahora, el SPM ha sido citado como factor causante
de capacidad disminuida en tres juicios de asesinato y también en casos de infanticidio, paliza a un bebé, incendio pre-
meditado, asalto y agresión, daño a propiedad ajena, robo a
tiendas, conducción automovilística peligrosa, llamadas te-
lefónicas burlonas y robo. Lo relevante es que, aun cuando el
SPM debe ser reconocido como enfermedad y las mujeres que
lo padecen requieren tratamiento, no debe utilizarse como
excusa para salir indemne de un crimen. Dalton señala que
la mayoría de las mujeres que quebrantan la ley, afirmando
tener SPM, no lo padecen en realidad.

Aunque al pensar en violencia doméstica suponemos pa-
lizas recibidas por la esposa, muchos hombres se encuentran
en posición de víctima tanto de abuso físico como verbal por
parte de su pareja. Estos hombres describen esa violencia

como enteramente no premeditada y no provocada, un escenario —a menudo nada más allá de una discusión o un desacuerdo sobre un problema menor— en el que apenas un asunto desata la furia y el abuso, con patadas, golpes, insultos verbales e increíble violencia. El reconocimiento más revelador es que, durante el embarazo, violencia y gritos desaparecen. En esos casos el SPM está indudablemente presente.

De manera trágica, el suicidio es igualmente común entre mujeres con SPM muy severo. Dalton revisó varios casos de mujeres internadas en un hospital por problemas psiquiátricos y encontró que 53 por ciento de los intentos de suicidio fueron cometidos entre el día 25 de su ciclo y el cuarto del siguiente. Más aún, 47 por ciento de las internadas por depresión la sufrieron en esos mismos días.[10]

Dalton estableció la correlación del SPM con tasas de accidentes,[11] así como los efectos del ciclo menstrual en la familia de una mujer, mediante la revisión de ingresos al hospital de sus hijos.[12] Encontró que las mujeres tienen más accidentes durante los días cercanos a su periodo y que una madre generalmente cuidadosa y alerta, que podía anticipar y prevenir accidentes de su hijo, puede estar más cansada durante los días premenstruales, lo que incrementa las ocasiones en que sus hijos deben ingresar a un hospital por accidentes.

Desorden disfórico premenstrual

En una pequeña proporción de mujeres —entre 2 y 9 por ciento—, los síntomas son extremos y destructivos. Esta severidad de síntomas premenstruales tiene su propio nombre: desorden disfórico premenstrual, o PMDD (por sus siglas en inglés). La American Psychiatric Association Task Force ha clasificado el PMDD como un "desorden depresivo no especificado de otro modo" en *The Diagnostic and Statistical Manual of Mental Disorders* (4ª edición).

Los síntomas del PMDD se parecen enormemente a una depresión profunda. La principal diferencia es que sólo ocurre durante los días cercanos al periodo. Para que una mujer sea diagnosticada PMDD, debe experimentar por lo menos 5 de los 11 síntomas específicos, que incluyen humor depresivo, ansiedad o tensión, cambios de humor, irritabilidad, falta de energía, cambios en el apetito, dificultades para dormir, sentirse abrumada o fuera de control, y síntomas físicos como hipersensibilidad de senos. Aun cuando la PMDD cubre literalmente docenas de síntomas físicos, éstos son considerados, para propósitos de diagnóstico, como uno solo. Los síntomas deben ser confirmados a lo largo de dos ciclos menstruales consecutivos. La calidad de vida se ve seriamente afectada en la segunda mitad del ciclo.

Se ha sugerido que la PMDD difiere de otros desórdenes del ánimo, como la depresión, por varias razones:

- Los síntomas son cíclicos; es decir, de acuerdo con un patrón intermitente. La depresión "normal" es generalmente a largo plazo (dura semanas, meses e incluso años), mientras la asociada a la PMDD dura cerca de 14 días, cuando mucho un mes.
- Los síntomas físicos que acompañan los cambios de humor son únicos y no son característicos de ningún otro tipo de depresión. El más común es hipersensibilidad e inflamación de los senos.

* El apetito aumenta y puede incluir antojo desaforado por el dulce. En la mayoría de los otros tipos hay pérdida de apetito. El impulso sexual puede aumentar, en casos raros hasta el punto de ser clasificado como ninfomanía premenstrual. En la mayoría de los casos, hay poco o ningún deseo sexual.

* El peso aumenta. La mayoría de las mujeres que padecen depresión pierden peso.

Esto es lo que sabemos del SPM. Ataca los días anteriores a la menstruación y su duración puede variar de una mujer a otra. La severidad de los síntomas también varía mucho, desde leve hasta suicida o violenta. Pero después de casi setenta años de investigación, no estamos cerca de establecer la causa del SPM. En la siguiente sección revisaremos las diferentes teorías y el misterio que rodea a esta condición.

Capítulo 2

La causa del SPM

Es posible que la búsqueda de la causa última del SPM no haya llegado al meollo del asunto, pero ha inspirado varias teorías. Según el estudio que leas, la causa puede incluir:

- Demasiados estrógenos en relación con la progesterona.
- Demasiada progesterona en relación con los estrógenos.
- Problemas con la tolerancia a la glucosa.
- Falta de serotonina.
- Demasiada serotonina.
- Demasiada adrenalina.
- Deficiente función tiroidea.
- Exceso de andrógenos.
- Insuficiencia de ácidos grasos esenciales.
- Un problema hereditario.
- Exceso en los niveles de prolactina.
- Deficiencia de vitamina B6.
- Deficiencia de magnesio.

❋ Estrés.

La dificultad de llegar a esa única causa elusiva se debe a que no hay pruebas de laboratorio que puedan diagnosticar el SPM, y ello en gran medida porque los síntomas y las causas potenciales varían demasiado de una mujer a otra. En algunos estudios los investigadores han encontrado deficiencia o exceso de una hormona particular. En otros, no son observados esos excesos o deficiencias. Evidentemente, si una hormona particular estuviera involucrada en el SPM, esperaríamos ver su errático comportamiento en todos los casos. Pero no es así. Lo que es más, aun cuando varias hormonas han sido señaladas como posibles causantes —incluyendo estrógenos, andrógenos, progesterona e incluso adrenalina—, algunas mujeres no tienen ni demasiado alto ni demasiado bajo el nivel de estas hormonas o ningún desequilibrio hormonal.

El SPM está ligado, sin embargo, al ciclo menstrual. Los síntomas desaparecen cuando una mujer no está ovulando (aun cuando pueda seguir teniendo periodos; véase página 52), está embarazada o ha tenido una histerectomía, que ha supuesto le retiren los ovarios.[1]

Revisemos las diferentes teorías.

Nivel demasiado alto de estrógenos en relación con la progesterona

En algunos de los estudios se ha encontrado que mujeres con SPM tienen una leve deficiencia de progesterona y ligeros, exceso de estrógenos.[2] Se piensa que este desequilibrio hormonal dispara los síntomas del SPM.

Nivel demasiado alto de progesterona en relación con los estrógenos

Se ha llegado a sugerir que demasiada progesterona respecto a los estrógenos también podría causar el SPM.[3] Algunos estudios han mostrado que utilizar estrógeno para corregir este desequilibrio resulta efectivo.[4]

Problemas de tolerancia a la glucosa

Se vincula con aumento de apetito y antojo desaforado de dulces y chocolates. Mujeres con SPM tienen anormalmente alta la curva de tolerancia a la glucosa (o desequilibrios en el nivel de azúcar en la sangre), lo que podría causar cambios en el apetito.[5]

Falta de serotonina

Los niveles de serotonina en la sangre (la sustancia que "hace sentir bien" al cerebro) son más bajos en algunas mujeres con SPM.[6] Cuando reciben la familia SSRI de antidepresivos —los inhibidores de recaptación de serotonina selectivos, que incluyen al Prozac—, los síntomas mejoran.

Demasiada serotonina

También puede ser causa del SPM debido a que si es muy elevada puede originar nerviosismo, retención de líquidos, somnolencia y falta de concentración.[7]

Exceso de adrenalina

En respuesta al estrés, las glándulas suprarrenales la producen en mayor cantidad. Estas glándulas usan progesterona como "materia prima" para producir hormonas suprarrenales. Si hay más adrenalina, se requiere más progesterona. Así, una producción excesiva de adrenalina puede generar un desequilibrio hormonal en el que dominan los estrógenos.

Deficiente función tiroidea

Algunos estudios han mostrado que una gran proporción de mujeres con SPM tiene deficiente función tiroidea (hipotiroidismo).[8] Otra investigación sugiere que el hipotiroidismo es sólo ligeramente más común en estas mujeres.[9]

Entre los síntomas de la deficiente función tiroidea están depresión y fatiga, lo que evidentemente puede ser confundido con los de SPM. La función tiroidea es comentada en detalle en las páginas 266-270. Vale la pena que te revisen la tiroides si crees tener síntomas de SPM.

Exceso de andrógenos

Algunas investigaciones han mostrado que las mujeres con irritabilidad y cambios de humor premenstruales tienen niveles más altos de andrógenos (hormonas masculinas) que las mujeres sin SPM, lo que podría explicar los síntomas.[10]

Insuficiencia de ácidos grasos esenciales

La insuficiencia de estos ácidos, presentes en pescado graso y algunos granos y semillas, ha sido sugerida como causa de spm. La razón para ello es que tal deficiencia puede ocasionar problemas con las prostaglandinas (véase páginas 107, 108, 109), sustancias parecidas a las hormonas constituidas por ácidos grasos esenciales. Una prostaglandina importante, la pge1, equilibra el azúcar en la sangre y ayuda a retener líquidos.

Un problema hereditario

Sugiere que una mujer tiene disposición genética a padecer spm debido a que "se da en su familia".[11] Hay mayor riesgo de padecerlo si tu madre lo experimentó.

Exceso en los niveles de prolactina

Hormona producida por la glándula pituitaria y liberada en grandes cantidades cuando una mujer está amamantando. Si la hipersensibilidad de los senos es uno de los síntomas, debería suponer altos niveles de prolactina, a pesar de que el tratamiento con un medicamento que reduce sus niveles no ha sido eficaz en el tratamiento general del spm.

Deficiencia de vitamina B6

El spm puede ser tratado exitosamente con esta vitamina, de modo que su deficiencia podría ocasionar spm. Sin embargo,

desafortunadamente, como ocurre con la mayoría de los estudios, no hay una prueba definitiva. Algunos estudios muestran que mujeres con SPM son deficientes en B6,[12] mientras
otros indican que no hay tal deficiencia.[13]

Deficiencia de magnesio

Los complementos de magnesio ayudan en los síntomas premenstruales, especialmente en casos de ansiedad, tensión y
dolores de cabeza. Pero el magnesio es un poco difícil de
poner a prueba. Cuando se le mide para buscar una deficiencia, es más preciso revisar sus niveles en los glóbulos rojos que en el suero (el líquido que queda cuando la sangre ha
sido separada en sus partes sólidas y líquidas). Sin embargo,
el procedimiento normal es medir el suero. Así, en ocasiones la
precisión de las pruebas puede no ser confiable: es difícil saber
si la deficiencia de un nutriente u hormona particular se hará
patente, si lo que se analiza es la parte equivocada de la sangre.

Con esto en mente, las investigaciones han mostrado resultados variables. Algunas indican que mujeres con SPM tienen niveles más bajos de magnesio en los glóbulos rojos que
las que no padecen sus síntomas.[14] Sin embargo, cuando los
niveles de magnesio en el suero de mujeres con SPM son exa-
minados, no se ha encontrado deficiencia de éste.[15]

Estrés

Ha sido mencionado porque afecta el funcionamiento de las
glándulas suprarrenales, las cuales producen varias hormo-

nas. Una es la aldosterona, que actúa sobre los riñones para regular los líquidos. Otro grupo producido por las suprarrenales, los glucocorticoides, contribuye al metabolismo de la glucosa. Si llega a desequilibrarse, puede ocasionar cambios en el apetito y antojo desaforado de alimentos dulces.

Los niveles de una de las glucocorticoides, cortisol, pueden elevarse mucho en cualquier situación estresante o cuando no sabemos manejar el estrés, y entonces puede ocasionar síntomas, entre ellos depresión, nerviosismo e insomnio, similares a los premenstruales. Elevados niveles de esta hormona pueden, asimismo, reducir el nivel de serotonina (véase página 41), condición que también ha sido sugerida como causa de spm.

La verdadera causa

Como podrás deducir a partir de lo anterior, desentrañar la causa del spm ha dado lugar a variadas teorías, a menudo contrapuestas. Así, una teoría afirma que el spm es causado por la deficiencia de una hormona particular, mientras otra sostiene que el origen del problema es en realidad un exceso de la misma.

Para aumentar la dificultad, en 1998 se difundió un experimento muy interesante en el *New England Journal of Medicine*. El medicamento leuprolide, que desconecta las hormonas sexuales, fue suministrado a dos grupos de mujeres. Uno padecía regularmente spm, y los investigadores encontraron que sus síntomas desaparecían mientras tomaban el medicamento. El otro no padecía spm. Ambos grupos recibieron estrógenos, progesterona o un placebo, y luego se les pidió que calificaran sus síntomas. Se encontró que, independientemente de la hormona recibida, los síntomas de mujeres con SPM reincidieron en un plazo de dos semanas mientras tomaban la hormona. El otro grupo reportó no haber experimentado cambio alguno. Para mayor confusión, los investigadores no hallaron ninguna diferencia entre los niveles de hormonas de ambos grupos. La conclusión fue que, aun cuando las hormonas sexuales femeninas deben estar presentes para disparar los síntomas de SPM, no son la causa del problema.[16] Parece haber una respuesta de cada mujer a las hormonas como origen de los síntomas del SPM, sin ser ellas mismas las causantes.

Esta teoría se ve confirmada en mujeres del lejano Oriente. A pesar de que por su sangre circulan las mismas hormonas femeninas que por la nuestra, ellas no padecen los síntomas con la misma intensidad. Evidentemente no son las hormonas la raíz del problema, sino cómo responde nuestro cuerpo a ellas. En consecuencia, buscar un problema hormonal específico, o manipular el ciclo, nunca dará una respuesta concluyente al SPM. La solución está en las respuestas de cada cuerpo ante la emergencia de los síntomas.

Capítulo 3

Diagnóstico del SPM

Hemos visto cómo el SPM desafía las pruebas de recursos médicos normales. Éste es uno de los problemas más difíciles de enfrentar en el tratamiento de esta condición y es una de las razones por las que los expertos han insistido, a lo largo de años, en que no tiene bases físicas y "todo está en la mente". Muchas mujeres que han sospechado tener SPM peregrinan de un especialista a otro. Sus exámenes de sangre parecen normales, pero no hay duda de que se sienten mal —a menudo desesperadas— varios días de cada mes.

Una encuesta publicada en 1998 mostró, en la mayoría de los casos, que las mujeres han tenido que buscar ayuda con al menos tres médicos distintos a lo largo de cinco años antes de recibir un diagnóstico de SPM. Y cuando estas mujeres bajo estudio recibieron finalmente tratamiento, sólo 26 por ciento alivió sus síntomas. Reportaron que 71 por ciento de los médicos que visitaron no estaban adecuadamente informados para diagnosticarlas y tratarlas, y sólo 23 por ciento de ellos utilizaron una gráfica menstrual, que actualmente es el único medio de confirmar un diagnóstico de SPM. Más aún, 76 por ciento de las mujeres encuestadas dijeron que inicialmente el diagnóstico no provino del médico sino que, sólo después de que ellas mismas sugirieron que tenían SPM, el médico lo confirmó.[1]

Los médicos reciben sus enseñanzas en escuelas de medicina para diagnosticar mediante síntomas. El SPM ha sido definido erróneamente —y de manera persistente— debido a que los médicos buscan la *naturaleza* de los síntomas en lugar de la *periodización* de los mismos, lo que por supuesto determina el SPM.

Es importante eliminar cualquier otra posible causa de los síntomas antes de etiquetarlos como SPM. De algún modo, este método es una suerte de diagnóstico por exclusión: una vez que todo lo demás es descartado, te quedas con un diagnóstico que puede cubrir toda suerte de síntomas femeninos relacionados con el ciclo menstrual. Ciertamente, anemia, diabetes, ciertas condiciones de la tiroides, endometriosis y desórdenes relacionados con la ansiedad comparten muchos síntomas con el SPM, y deben ser descartados y/o tratados antes de diagnosticarlos. Sin embargo, una sencilla gráfica menstrual (véase página 50) ofrecerá sin lugar a dudas una imagen clara de lo que está ocurriendo. Es allí donde los médicos fracasan menospreciando lo evidente al diagnosticar mediante rodeos.

La *única* manera de diagnosticar el SPM con alguna precisión es llevar un diario menstrual. Es decir, anota tus síntomas diariamente, lo que te permitirá encontrar un patrón en caso de que exista. El factor importante no es qué síntomas tienes, sino cuándo ocurren a lo largo del ciclo. Más adelante en este capítulo explicaré una manera fácil de hacerlo. Pero primero revisemos lo que podría estar ocurriendo en tu ciclo, puesto que te ayudará a comprender la importancia de la periodización en el spm.

Un ciclo femenino normal

El primer día de tu periodo es también el primero de tu próximo ciclo menstrual. Ese día, la hormona folículo estimulante (feh, por sus siglas en inglés) es liberada por tu glándula pituitaria.

La feh dispara el crecimiento de un grupo de folículos, o sacos, en la superficie del ovario, los cuales producirán finalmente óvulos.

Durante las siguientes dos semanas (conocidas como "fase folicular" del ciclo menstrual), los óvulos crecen y maduran. Al mismo tiempo, los niveles de estrógenos, gobernados por los ovarios, comienzan a elevarse.

La glándula pituitaria comienza a producir entonces menos feh. Otra hormona, la luteinizante o lh (por sus siglas en inglés), es puesta en acción y también es producida por la pituitaria. En el cérvix se produce moco alcalino fértil, lo que ofrece condiciones adecuadas para mantener vivo el esperma y para animar sus movimientos a través del cérvix y hasta las trompas de Falopio, donde tiene lugar la fertilización.

La irrupción de lh provoca ovulación: un óvulo maduro (normalmente uno, pero en ocasiones más de uno) rompe el folículo y entra en las trompas de Falopio.

El folículo vacío recibe el nombre de cuerpo lúteo y comienza a producir una hormona conocida como progesterona. La segunda mitad del ciclo (conocida como fase lútea) ha comenzado.

Si tiene lugar una fertilización, el óvulo baja por la trompa de Falopio y se implanta en el revestimiento del útero (conocido como endometrio).

Si la fertilización no ocurre, el revestimiento del útero se descompone y es expelido en tu periodo mensual normal. Al mismo tiempo se produce una caída rápida y dramática en los niveles de estrógenos y progesterona, la cual señala el inicio del siguiente ciclo.

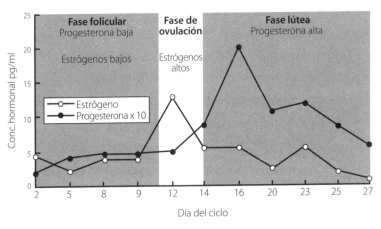

Un ciclo femenino normal

Para darte una idea clara de cómo aumentan y disminuyen los niveles hormonales a lo largo de un ciclo mensual, más abajo los he descrito por "días" a fin de que puedas leer mejor el diagrama. Recuerda que todas somos únicas, por lo que estos días son sólo guías aproximadas de lo que está ocurriendo en realidad. Algunas mujeres tienen ciclos más cortos, otras más largos y las hay cuyos ciclos varían de un mes al siguiente.

Días 1–4	Comienza el periodo. Estrógenos bajos con niveles en aumento de FEH.
Días 5–8	Aumento en los niveles de estrógenos.
Días 9–12	Punto más alto en los niveles de estrógenos.
Días 13–16	Ovulación, punto más alto de LH y FEH y estrógenos bastante altos, aunque por debajo de su punto máximo.
Días 17–20	Posovulación con estrógenos en descenso y progesterona en aumento.
Días 21–24	Progesterona alta y estrógenos altos.
Días 25–28	Progesterona en descenso, si no hay embarazo, y estrógenos en descenso.

Muchas mujeres no ovularán durante un ciclo y pueden no ser conscientes de ello, a menos de que normalmente sepan en qué momento tiene lugar la ovulación. Algunas, por ejemplo, experimentarán un dolor agudo en la región de los ovarios (encima del hueso púbico), junto con un cambio en el moco cervical durante la ovulación.

El que haya periodos sin ovulación es algo cada vez más común conforme las mujeres se acercan a la menopausia o cuando hay un desequilibrio hormonal y el óvulo no es liberado. Si la ovulación no tiene lugar, la progesterona no indica automáticamente que estés ovulando.

Segunda mitad del ciclo (fase lútea)

El SPM tiene lugar en la segunda mitad de tu ciclo —fase lútea— por lo cual, en alguna época, los síntomas extremos fueron llamados "desorden disfórico de la fase lútea tardía". ¡Qué trabalenguas!

Debido a que estos síntomas tienen lugar en la segunda mitad del ciclo, uno de los principales centros de atención fue la progesterona, porque ésta es liberada sólo durante esta fase. El consenso general (aunque la especialista en SPM Katharina Dalton no estaría de acuerdo) es que si las mujeres no están ovulando —y eso incluye a mujeres que todavía tienen periodos sin ovulación—, no tendrían por qué padecer síntomas de SPM. En esos ciclos se producen estrógenos sin progesterona. Sin embargo, perfiles hormonales de mujeres con SPM no han arrojado resultados concluyentes: ni los niveles de estrógenos ni los de progesterona difieren de mujeres sin SPM.[2] Incluso su aparición o la severidad de los síntomas no muestra correlación con las fluctuaciones en los niveles de cada mujer.[3]

Hormonas: la trama interior

Hemos visto cuán íntimamente están involucradas las hormonas en el spm. Llegó el momento de mirar más de cerca estos importantes actores en el drama.

La palabra "hormona" proviene del griego relativo a "estimular". Y eso es precisamente lo que hacen. Estos mensajeros químicos, transportados por la sangre, disparan actividad en diferentes órganos y partes del cuerpo.

Las hormonas reproductoras controlan tu ciclo mensual y contribuyen a mantener el embarazo. El hipotálamo en el cerebro descarga una hormona liberadora de gonadotropina (gnrh, por sus siglas en inglés) en pequeñas cantidades cada 90 minutos. Este efecto pulsante libera feh y lh en la glándula pituitaria, las cuales a su vez disparan la producción de hormonas por parte de los ovarios. La glándula pituitaria libera también tsh (estimulante de la tiroides), que ayuda a controlar el funcionamiento normal de la tiroides. Las hormonas tiroideas controlan tu metabolismo y la temperatura de tu cuerpo. Las glándulas suprarrenales producen hormonas que te ayudan a manejar el estrés y otras que regulan el metabolismo de grasas, proteínas y carbohidratos. Tus suprarrenales producen también aldosterona, que actúa sobre tus riñones para regular el balance de líquidos. Y tu páncreas secreta insulina, que regula la cantidad de azúcar (glucosa) en tu sangre.

El "conductor"

Se ha sugerido que el "conductor" o regulador de este intrincado sistema es el hipotálamo. Esta glándula contiene varios centros que controlan temperatura del cuerpo, sed, hambre, equilibrio de líquidos y función sexual. Está también íntimamente vinculada con el sueño y la vigilia (un reloj corporal interno) y tiene un efecto directo o indirecto sobre ovarios, glándulas suprarrenales, tiroides, senos y riñones.

El hipotálamo puede controlar las diferentes partes del cuerpo, pero opera por retroalimentación. El mecanismo es similar al del termostato en un sistema de calefacción. En este caso, el termostato (el hipotálamo) encenderá el sistema de calentamiento (todas las glándulas endocrinas) cuando la temperatura en la casa (el cuerpo) baje demasiado; luego, cuando la temperatura esté en buen nivel, lo apagará. Desafortunadamente, puede ocurrir que todo esté bien con el sistema de calentamiento pero, como el termostato funciona mal, el calentamiento no opera como debe. Por ejemplo, si el hipotálamo, que ayuda a controlar el apetito, no funciona bien, tardas más tiempo en recibir el mensaje de que no comiste lo suficiente. Durante este retraso, no te sentías "llena" o "satisfecha" y seguías comiendo. Con el tiempo, esto puede afectar tu cuerpo.

Es una situación semejante a cuando alguien prende un calentador eléctrico mientras la calefacción está encendida. Debido a que hay calor extra a partir de una fuente externa al sistema de calentamiento, el termostato registra aumento de temperatura y se apaga. Esto es similar a tomar hormonas en la forma de píldora anticonceptiva, la cual simula el estado hormonal de embarazo. El hipotálamo funciona normalmente, pero registra que estás "embarazada", por lo que no envía el mensaje de que llegó el momento de ovular. No puedes embarazarte porque tu cuerpo "piensa" que ya lo estás.

El equilibrio perfecto

Es bastante claro que cada sistema de tu cuerpo depende de los demás. Nada funciona u opera aisladamente. En consecuencia, un desequilibrio de cualquier tipo —hormonal, nutricional, incluso el estrés— o relacionado con el sueño, podría tener un efecto profundo. Ésta es sólo una de las razones por las que es tan importante ser tratado holísticamente, como una persona "total", y no como una colección de sistemas y síntomas separados. Esta interrelación se manifiesta claramente en el spm. Sugiero que por eso la investigación convencional para encontrar una causa y el tratamiento para el spm ha fracasado: cada mujer es única, con un equilibrio único de sus sistemas físicos.

Es posible tratar el spm y eliminarlo completamente. Sin embargo, los métodos del pasado deben ser puestos de cabeza. Durante demasiado tiempo la mayoría de los investigadores ha mirado esta condición desde una perspectiva errónea.

ESTRÓGENOS

No son una hormona, sino varias hormonas agrupadas bajo un mismo nombre. Incluyen estradiol, estriol y estrona. Para mayor claridad, utilizo el término estrógenos para referirme al conjunto. Los estrógenos son la clave para que una mujer madure de la niñez a la edad adulta. Ocasiona el desarrollo de los senos y contribuye a producir la forma característicamente femenina.

El diario menstrual

Se han utilizado muchas gráficas distintas para monitorear los síntomas de SPM. Algunas exigen demasiado tiempo pues debes revisar más de 40 síntomas por día, calificar cada uno según su severidad en una escala del 1 al 3. Este tipo de gráfica también complica la búsqueda de un patrón de síntomas a lo largo del mes.

Uno de los mejores métodos para graficar síntomas fue diseñado por Katharina Dalton, quien ha tratado de facilitar todo el proceso y hacer más fácil su interpretación posterior.

He aquí cómo funciona. Primero, considera los tres síntomas que más te afectan u ocasionan la mayor incomodidad o inconveniencia. Digamos, por ejemplo, dolores de cabeza, irritabilidad e hipersensibilidad de los senos. Asigna una letra a cada uno, como C = dolores de cabeza, I = irritabilidad y S = hipersensibilidad de los senos. Usa letras mayúsculas (C, I, S) si los síntomas son severos y minúsculas (c, i, s) cuando sean leves.

Luego elige un símbolo o letra para representar tus periodos (como P, M o incluso X). Al finalizar cada día, llena los espacios correspondientes en la gráfica a fin de listar qué síntomas experimentaste. Así, en un día, por ejemplo, podrías poner "C" si hubieras tenido dolor de cabeza leve, "S" si te hubieran molestado mucho los senos, pero no "I" porque no te sentiste irritable.

A algunas mujeres les gusta poner un puntito en el cuadro al finalizar un día en que no tuvieron síntoma alguno, para saber si hicieron las anotaciones en la gráfica.

Debes completar la gráfica durante dos ciclos menstruales consecutivos, por lo menos para obtener una imagen clara de lo que está ocurriendo.

Este método permite reconocer el patrón de síntomas a lo largo del mes. Es excelente también cuando llevas a cabo algunos de los cambios recomendados en este libro. Si completas las gráficas podrás hacer una correcta comparación entre "antes" y "después" de tus síntomas.

No es bueno identificar tus síntomas premenstruales retrospectivamente; en otras palabras, no funciona que al final del mes trates de recordar cómo te sentiste y qué síntomas tuviste. La gráfica menstrual para diagnosticar el spm debe ser anotada día a día. Nuestros recuerdos son muy selectivos; algunas mujeres pueden "olvidar" síntomas, mientras otras pueden exagerarlos. Algunas han venido a verme porque sufren de dolores de cabeza junto con otros problemas de salud. En consultas subsecuentes les he preguntado cómo han progresado y me transmiten los síntomas que han mejorado. Cuando les pregunto por los dolores de cabeza, a menudo hacen una pausa antes de darse cuenta de que han desaparecido por completo. Es fácil olvidar síntomas que aparecen y desaparecen diaria, semanal o incluso mensualmente, razón por la cual es tan importante llenar la gráfica cada día para ver si cada síntoma se presentó o no.

Para buscar un patrón, analiza la gráfica. ¿Comenzaron tus síntomas alrededor de la semana anterior a tu periodo y desaparecieron inmediatamente cuando comenzó tu sangrado? Si es así, tienes spm. Deberías tener casi una semana libre antes de que recomiencen.

Puede que te sorprendas al descubrir, viendo tus gráficas consecutivas en un periodo de dos meses o más, que literalmente hay grandes etapas de tu vida en que no te sientes enteramente bien. Podrías tener dos semanas de síntomas premenstruales, una de sangrado con tu periodo y sólo siete días sintiéndote "normal". En términos reales, esto significa que sólo te sientes bien la cuarta parte del mes, lo que representa la cuarta parte de tu vida. Las otras tres cuartas partes son gobernadas por tu ciclo. Felizmente, eso es algo que puede modificarse.

Capítulo 4

El enfoque convencional del SPM

En este capítulo revisaremos el enfoque convencional del SPM. ¿Cómo le ha ido a esta variable y elusiva condición en el contexto médico?

Como hemos visto, el problema con el enfoque médico es doble. En primer lugar, para que pueda ofrecerse un tratamiento, hay que hacer un diagnóstico. Comentamos las desventajas del sistema convencional en el capítulo 3 y también señalamos que este proceso puede llevar incluso cinco años. Más aún, si el médico se equivoca al señalar la causa del SPM, cualquier tratamiento tiene pocas probabilidades de tener éxito a largo plazo. Muchas mujeres deberán luchar con una ronda de ensayo y error de los diferentes tratamientos por largo tiempo.

En busca de causas, algunos médicos se apegan estrictamente a que cuando las mujeres no tienen hormonas sexuales circulando por su cuerpo, no padecen los síntomas del SPM. En consecuencia, el tratamiento más popular a la fecha se ha propuesto eliminar las hormonas femeninas a fin de prevenir los síntomas.

Otros tratamientos han ensayado a ocuparse de síntomas individuales. Un informe médico sugirió diuréticos para la retención de agua; bromocriptina, danazol o tamoxifeno (véase páginas 64-66, 74) para la hipersensibilidad de los senos, y difenhidramina para problemas de sueño. Se trata de un coctel de fármacos que podría ocasionar efectos colaterales tan desgastantes como los síntomas del SPM.

Por otro lado, como hay síntomas predominantemente psicoemocionales, entre ellos depresión, cambios de humor e irritabilidad, pueden prescribirse tranquilizantes o antidepresivos. De hecho, las últimas investigaciones los sugieren como tratamiento principal del SPM (véase páginas 75-77). Este enfoque elimina indudablemente algunos síntomas psicoemocionales. Hay que recordar, sin embargo, que el SPM te afecta sólo durante parte del mes, de modo que estarías ingiriendo fármacos fuertes todo el tiempo para tratar un problema que se presenta unos cuantos días.

El mayor inconveniente, sin embargo, es que la medicación convencional se concentra en la eliminación de síntomas. En última instancia, no modifica la causa subyacente del SPM y sólo funciona mientras tomas los medicamentos. Cuando dejas de hacerlo, vuelven los síntomas.

Por último, muchos médicos no ven el SPM como problema de salud, y dicen a algunas mujeres que "le sonrían y lo soporten" como parte de su condición femenina.[1] Ésta es una actitud potencialmente peligrosa: mujeres que se encuentran claramente afligidas son ignoradas. No sólo eso, sino que puede convertirse en una profecía autocumplida: quienes padecen de SPM comienzan a creer que están imaginándolo todo y hay algo psicoemocional mal en ellas. Más allá de eso, debido a que pueden transcurrir muchos años antes de que estas mujeres reciban el tratamiento que necesitan, pueden terminar enfrentando una muy pobre calidad de vida durante mucho tiempo.

Medicamentos

En términos generales, son utilizados de dos modos: para eliminar las hormonas femeninas durante un ciclo, buscando mejorar los síntomas, o para tratar los específicos, como retención de líquidos, hipresensibilidad de los senos o depresión.

La píldora

Funciona como anticonceptivo porque impide la ovulación, altera el recubrimiento del útero y hace del moco del cérvix un medio hostil para el esperma. Contiene una combinación de estrógenos y progesterona sintéticos. Se toma durante tres semanas y se descansa. El sangrado que experimentan las mujeres no es en realidad un periodo sino sencillamente un "sangrado de renuncia", que sobreviene cuando se deja de tomar. Hay varias fórmulas de píldoras con diferentes combinaciones y dosis de hormonas sintéticas.

Cuando se utiliza la píldora para tratar un SPM, los resultados han sido mixtos. Parece funcionar para algunas mujeres, pero otras consideran que empeora el problema. En resumen, la investigación muestra que la píldora no es eficaz en el tratamiento del SPM.[2] De hecho, algunas mujeres que normalmente no lo padecen experimentarán síntomas por vez primera cuando comiencen a tomar la píldora, razón para dejar de tomarla de inmediato.

De la píldora, la progesterona ocasiona a menudo la mayoría de los problemas. Algunos efectos colaterales son: náusea, vómito, dolor de cabeza, trombosis, cambios en el impulso sexual, depresión e hipersensibilidad de senos. Por supuesto, muchos de ellos son también premenstruales, por lo que en algunas mujeres exacerba problemas preexistentes y, en otras, ocasionan SPM en quienes hasta ese momento no lo habían padecido. Algunas mujeres son menos susceptibles a los efectos colaterales de la píldora, por lo cual impedir la ovulación puede ayudarles con su SPM.

Recientemente, un informe aparecido en *Lancet* sugirió que si las mujeres toman píldora continuamente, sin su descanso semanal cada mes, pueden manipular sus ciclos hormonales.[3] Esto podría ocasionar un cambio enorme en el estilo de vida y posiblemente en la salud, habida cuenta de que, en la actualidad, las mujeres menstrúan casi tres veces más que las generaciones previas. Como vimos antes, esto se debe a que ahora eligen tener menos hijos y el periodo de lactancia disminuye, lo que incrementa su número total de periodos. El informe referido sugería que las mujeres deberían tener el derecho a elegir ¡si tienen o no periodos! Si tomas la píldora continuamente, podrías eliminar tus periodos para siempre. Nadie sabe cuáles serían los efectos a largo plazo de manipular el ciclo en esta forma.

Analógos de la GnRH (hormona liberadora de gonadotropina)

Incluye buserelina y goserelina e interrumpe el ciclo menstrual normal al precipitarte en una menopausia temporal. Está constituida por hormonas sintéticas (análogo significa "similar" y denota que son sintéticas), las cuales pueden aplicarse mediante inyección o aerosol nasal.

En un ciclo normal, como hemos visto, la GnRH es liberada de manera natural en el hipotálamo, en pequeñas cantidades cada 90 minutos. El efecto pulsante provoca la liberación, a su vez, tanto de FEH como de LH en la glándula pituitaria. Este tratamiento sintético provee al hipotálamo de una dosis constante de éstas, lo cual hace que la pituitaria deje de liberarlas. La producción de hormonas por parte de los ovarios queda entonces suspendida, lo que impide la ovulación. Desafortunadamente, los síntomas de la menopausia, como bochornos y sudoraciones nocturnas, pueden ser tan desgastantes como el SPM. El uso de estos medicamentos a largo plazo (más de seis meses) es preocupante, pues suponen un mayor riesgo de osteoporosis debido a que mantienen bajos los niveles de estrógenos.

Entre otros efectos colaterales de la GnRH están: sangrado adelantado, dolores de cabeza, náusea, depresión, hipersensibilidad de los senos, dolor abdominal, fatiga, cambios de peso, nerviosismo, mareo, somnolencia, acné, piel reseca, dolor de espalda, dolores musculares, quistes ováricos, sarpullido, estreñimiento, vómito, desórdenes del sueño, visión borrosa y cambios en el vello corporal. Muchos de estos efectos colaterales podrían resultar peores que el SPM.

Y debido a los síntomas menopáusicos asociados con estos medicamentos, la respuesta convencional ha sido utilizar regímenes "de respaldo"; esto es, alguna combinación de estrógenos y progesterona para crear un ambiente hormonal artificial que minimice los efectos colaterales de los análogos de la GNRH. Sin embargo, aun cuando esto puede protegerte de la osteoporosis y reducir efectos colaterales como bochornos, podría agravar los síntomas del SPM que deberían ser tratados por los análogos de la GNRH. Más preocupante aún: algunos estudios han encontrado que este régimen no produce mejoría en comparación con el uso de placebos.[4] Este tipo de tratamiento no parece ayudar a las mujeres con sus cambios de humor severos, uno de los SPM más desgastantes. Un estudio ha mostrado que esta terapia "de respaldo" puede contribuir a reducir el SPM,[5] pero, nuevamente, el tratamiento sólo es efectivo mientras se toma el fármaco.

Hay otros asuntos relacionados. Tomar estos análogos frena la producción de hormonas femeninas, las que luego son añadidas como respaldo para controlar los efectos colaterales. Esto no sólo representa una seria desorganización del funcionamiento natural del cuerpo, sino que implica consumir un medicamento muy fuerte a largo plazo, algo que nunca puede ser aceptable (particularmente cuando, para empezar, ni siquiera ataca la raíz del problema).

Danazol

Débil hormona masculina sintética que impide la ovulación, lo que a su vez suspende los periodos. En esencia funciona con el mismo principio que la píldora y los análogos de la GNRH: se cree que al controlar la salida de hormonas de los ovarios pueden controlarse asimismo los síntomas del SPM. Tiene varios efectos colaterales, algunos severos: cambios de humor, náusea, mareo, sarpullido, dolores de cabeza y, debido a que es una hormona masculina suave, crecimiento de vello facial, acné, aumento en el impulso sexual, aumento de peso y agravamiento de la voz.

Como este medicamento suspende la función de los ovarios, éstos dejan de producir estrógenos, por lo que pueden aparecer otros efectos colaterales similares a los de la menopausia, incluyendo bochornos y resequedad vaginal. Las hormonas masculinas previenen la osteoporosis, de modo que, en ese sentido, el riesgo no es el mismo que el de mujeres que toman análogos de la GNRH. Sin embargo, no hay duda de que los síntomas ocasionados por este medicamento son más inquietantes que el SPM.

Sin embargo, el danazol ha sido particularmente eficaz para tratar migrañas premenstruales[6] y, cuando se toma sólo en la segunda mitad del ciclo, ayuda a aliviar la hipersensibilidad de los senos, aunque ha fracasado con otros síntomas.[7] Hay que decir que la investigación sobre la eficacia de este medicamento ha sido limitada: no es sorprendente que muchas mujeres que tomaron parte en un estudio que revisaba los efectos del danazol sobre el SPM lo abandonaran debido a sus efectos colaterales.[8]

Como lo hicieron las mujeres que abandonaron este estudio, tendrías que sopesar cuáles síntomas son peores: los ocasionados por el medicamento o el SPM. Hay, además, maneras mucho más naturales de lidiar con las migrañas menstruales y con la hipersensibilidad de los senos, cuyos riesgos no son mayores que sus beneficios.

Bromocriptina

Reduce los niveles altos de prolactina, hormona liberada en grandes cantidades durante la lactancia. Debido a su relación con los senos, ha sido prescrita en mujeres cuyo principal síntoma premenstrual es el dolor en ellos. En algunos casos, ha resultado efectivo. Pero quienes padecen hipersensibilidad de senos no necesariamente tienen altos niveles de prolactina. La bromocriptina no tiene efecto sobre otros síntomas premenstruales. Es un medicamento poderoso con efectos colaterales, entre ellos náusea, vómitos, dolores de cabeza y mareo. En mi opinión, hay medios mucho más naturales para tratar esos síntomas.

Ácido mefenámico

Es utilizado en el tratamiento de periodos dolorosos y excesivo flujo menstrual porque inhibe ciertas prostaglandinas, sustancias parecidas a las hormonas que pueden ser muy benéficas o muy nocivas para la salud. Una prostaglandina particular (PGE 2) es altamente inflamatoria, por lo que ocasiona hinchazón y dolor y, en altos niveles, también engrosamiento de la sangre.

Una teoría sugiere que el SPM es ocasionado por un exceso de prostaglandinas, y varios estudios han mostrado que si se toma ácido mefenámico durante la segunda mitad del ciclo, los resultados son mejores que con el placebo.[9] Pero a mediante varios estudios, el medicamento alivió diferentes síntomas. El ácido mefenámico parece ayudar en dolores de cabeza, cambios de humor y dolor de senos, pero ocasiona irritabilidad, tensión y depresión, algunos de los más comunes y serios problemas en mujeres con SPM. Los efectos colaterales incluyen indigestión, diarrea, náusea, calambres abdominales, estreñimiento, inflamación y flatulencias. En consecuencia, hasta el momento, dados los inconsistentes resultados arrojados por los estudios, no sería un medicamento adecuado para tratar el SPM.

Diuréticos

Fueron de los primeros tratamientos que se ofrecieron para el SPM y siguen siendo usados a menudo para ayudar en la retención de líquidos y el aumento de peso antes de un periodo. Funcionan al interferir con la acción normal de los riñones y promover la liberación de orina. Los diuréticos osmóticos, de asa y tiazida, reducen la cantidad de sodio y de agua que se encuentra en la sangre y, así, aumentan el volumen de orina. Otros aumentan el torrente sanguíneo a través de los riñones, lo que incide en el aumento de la cantidad de agua que filtran y eliminan con la orina.

Los diuréticos aumentan efectivamente la pérdida de fluidos pero también eliminan importantes minerales. Por ejemplo, puede excretarse más potasio, lo cual puede ser peligroso, pues uno de sus principales papeles es asegurar que tu corazón funcione correctamente. En algunos casos, se prescriben sales de potasio junto con diuréticos para evitar la pérdida de este mineral clave.

Uno de los más eficaces utilizado en el tratamiento de SPM es la espironolactona, que bloquea la aldosterona —hormona liberada por las glándulas suprarrenales—, misma que actúa sobre los riñones para regular el balance de líquidos. La espironolactona está clasificada como diurético que exime al potasio; es decir, no ocasiona su pérdida, tan significativa en otros diuréticos.

No toda la investigación sobre el uso de la espironolactona para SPM es positiva, pero una prueba clínica demostró que tomar 100 mg a partir del día 14 y hasta la menstruación ayuda en la retención de líquidos.[10] Aun cuando se trataba de una prueba doble ciego controlada con placebo, y debido a que funciona como diurético, las mujeres involucradas en estudios como éste pueden distinguir si están tomando el medicamento o el placebo. ¡Es evidente que saben cuándo orinan más! De una persona que orina más se espera que se sienta menos inflada, lo que alteraría por supuesto el resultado. Por esta razón, es más probable que estudios sobre el uso de diuréticos para tratar la inflamación premenstrual fallen o al menos no sean verdaderamente doble ciego.

Los diuréticos sólo ayudarán a aliviar un poco la retención de líquidos pero ningún otro SPM, y entre sus efectos colaterales están alteraciones gastrointestinales, dolores de cabeza, confusión, sarpullidos y alteraciones menstruales.

Hay diuréticos naturales (véase páginas 192-193), que facilitan la excreción de líquidos sin provocar pérdida de nutrientes vitales. Estos tratamientos están libres además de efectos colaterales. Cambiar tu dieta (véase capítulo 5) es también un factor importante porque no sólo alivia los síntomas de SPM, incluida la retención de líquidos, sino que se dirige hacia la causa, para resolver el problema de una vez y para siempre.

Estrógenos

Es otra manera de controlar el ciclo al suprimir la ovulación. Un estudio sobre SPM utilizó implantes de estrógenos de 100 mg y las mujeres en cuestión recibieron también 5 mg de un progestógeno (norestisterona) durante siete días de cada mes (para evitar el engrosamiento del endometrio). El grupo de control recibió implantes y tabletas placebo. Quienes lo tomaron mostraron 94 por ciento de mejoría en los primeros dos meses de tratamiento.[11] No es de sorprender que ésta se esfumara con el tiempo.

Las dosis de estrógenos utilizadas en el estudio son extremadamente altas para mujeres jóvenes y nadie conoce el efecto a largo plazo de un tratamiento así. Dosis de este nivel han sido prescritas en el pasado a mujeres menopáusicas con bajos niveles de estrógeno.

Lo que resulta de interés a propósito de este estudio es que ninguna de las mujeres que tomaron el progestógeno reportó efectos colaterales, mientras que, en el mismo año, los mismos investigadores realizaron otro estudio en el que utilizaron el mismo progestógeno en implantes para mujeres menopáusicas y en esta segunda ocasión se reportaron significativos efectos colaterales negativos.[12]

Un informe que comentó esta discrepancia sugirió que "quizá hubo más inconvenientes a consecuencia de los progestógenos de lo admitido en aquel informe",[13] especialmente cuando estos mismos investigadores mostraron que los efectos colaterales del progestógeno, junto con implantes de estrógenos, han provocado alta tasa de histerectomías.[14]

Las histerectomías fueron practicadas por diferentes razones; por ejemplo, por prolapso y sangrado prolongado, incluso cuando se habían recibido progestógenos adecuados. En todos los casos, se descubrió que las mujeres involucradas tenían útero agrandado.

Se ha demostrado que los parches de estrógenos (de 100 mcg) son efectivos en el tratamiento de síntomas de SPM.[15] Este tratamiento equivale a utilizar terapia de reemplazo hormonal (HRT, por sus siglas en inglés) para tratar síntomas premenstruales, y hay riesgos asociados a ella, como cáncer de senos.

A principios de 2000, dos estudios independientes mostraron aumento en el riesgo de cáncer de senos en mujeres que tomaban HRT. Uno, en el *Journal of the American Medical Association*, estudió a más de 46 mil mujeres y encontró 40 por ciento de aumento en el riesgo de cáncer de senos en las mujeres que lo tomaban.[16] Otros efectos colaterales incluyen hipersensibilidad de senos, inflamación, depresión, sarpullido, pérdida de pelo, flujo, cáncer de útero y cambios en el peso. En mi opinión, donde hay formas naturales de eliminar el SPM, los riesgos de tomar estrógenos no superan los beneficios.

Progesterona

La papa caliente en el mundo del SPM. Su uso ha sido muy controvertido, con violentas discusiones a favor y en contra.

La progesterona es la hormona liberada después de la ovulación y, como el SPM ocurre en la segunda mitad del ciclo, la progesterona pudiera ser su origen.

Katharina Dalton fue una de las pioneras en el tratamiento del SPM con progesterona. Normalmente se prescribe en forma de pesarios vaginales, porque cuando se toma oralmente es descompuesta por el hígado con rapidez.

Las discusiones se han centrado en si es necesario dar progesterona extra para eliminar el SPM. Esto significaría que las mujeres con SPM tienen deficiencia de progesterona, pero ése no es el caso. Hay muchos estudios que no muestran bajos niveles de progesterona en mujeres con SPM.[17]

También se ha sugerido que el SPM puede ser ocasionado no por una inequívoca deficiencia de progesterona, sino por un desequilibrio entre estrógenos y progesterona; en otras palabras, por la presencia de demasiados estrógenos respecto al nivel de progesterona. Sin embargo, esta teoría tampoco ha sido demostrada exitosamente.[18]

Parte de la confusión reside en que la investigación sobre progesterona y progestógenos (véase páginas 40-41) ha sido "embonada a posteriori". Estas dos sustancias no son lo mismo y nunca deben ser consideradas de ese modo. Cuando es usada como medicamento, la progesterona es químicamente similar a la hormona producida por los ovarios. Los progestógenos, sin embargo, son siempre hormonas sintéticas. Un ejemplo es la norestisterona, más similar a la testosterona (la hormona "masculina") que a la progesterona.

Como ocurre con gran parte del resto de las investigaciones sobre tratamientos para SPM, algunas muestran que la progesterona funciona,[19] mientras otras afirman que definitivamente no sirve. En ciertos casos, la progesterona fue incluso peor que el placebo en pruebas clínicas.[20]

También existen cremas de progesterona para uso externo, pero los médicos no están convencidos de que se absorba suficiente por este medio. En forma de pesarios y cremas (para la vagina y la piel), la progesterona es clasificada como "natural" para distinguirla de los progestógenos sintéticos (véase didrogesterona, abajo). Pero la palabra "natural" utilizada delante de progesterona es engañosa. En este contexto, significa sencillamente que es químicamente idéntica a la producida en los ovarios. Es una hormona y debe ser prescrita por un médico.

Algunas cremas de progesterona están hechas de ñame silvestre, lo que ha aumentado la confusión alrededor de este medicamento. Muchas mujeres han sido erróneamente llevadas a creer que están tomando un producto herbal en la forma de un extracto de ñame silvestre. No es así. La progesterona es sintetizada a partir del ñame silvestre en un laboratorio. Los estrógenos pueden también ser sintetizados a partir de ñame silvestre o soya. Sintetizar significa hacer algo químicamente idéntico. No significa extraer una sustancia natural. Una vez más, debes recordar que la progesterona es un medicamento, no un producto herbal.

Entre los efectos colaterales, de acuerdo con la lista del *British National Formulary* —libro de referencia para buscar información sobre medicamentos—, pueden señalarse cambios de peso, acné, retención de líquidos, síntomas premenstruales, ciclos menstruales irregulares e incomodidad en los senos. Varias mujeres me han reportado que, cuando usan progesterona en crema, sus senos parecen en efecto más grandes; algunos estudios han mostrado que puede, de hecho, ser un factor de riesgo para el cáncer de senos.[21]

El pesario ha estado asociado a problemas subsecuentes, entre ellos la posibilidad de infección localizada producida por un hongo levaduriforme (candidiasis), que puede ocasionar picazón e irritación.

Progestógenos

Hay hormonas sintéticas que normalmente se combinan con la píldora anticonceptiva. Funcionan al hacer que el moco de la cérvix se vuelva hostil al esperma y, en algunas mujeres, inhiben además la ovulación.

Hay dos tipos de progestógenos: los del primer grupo son análogos (lo que significa "similar") a la progesterona (como la didrogesterona y la medroxiprogesterona); los del segundo son análogos a la testosterona (como la noretisterona). Ambos son utilizados en la píldora y, cuando son suspendidos, ocasionan un sangrado de abstinencia o periodo artificial. También se los incluye en los medicamentos HRT a fin de impedir que el recubrimiento del útero se desarrolle a niveles excesivos.

La didrogesterona ha sido utilizada en algunos estudios sobre spm. Una vez más, se ha demostrado que es efectiva en algunos estudios y en otros no. El problema es que muchas mujeres experimentan spm cuando comienzan a tomar progestógenos, como HRT.

El *British National Formulary* incluye efectos colaterales potenciales: síntomas premenstruales, alteraciones gastrointestinales, retención de líquidos, cambios de peso, incomodidad en los senos, cambios en la libido, ciclos menstruales irregulares, depresión e insomnio. Lo que, desde mi punto de vista, no es un buen negocio.

Lo que es más, investigaciones recientes publicadas en el *International Journal of Cancer*[22] han mostrado que uno de los factores angiogenéticos más potentes en la investigación sobre cáncer —el VEGF o factor de crecimiento de células endoteliales vasculares— es estimulado por los progestógenos. En la angiogenesis se forman nuevos vasos sanguíneos. Este proceso es esencial para que se desarrolle un tumor y ahora sabemos que es promovido por el VEGF. Esto puede sonar confuso, pero en realidad es muy simple: el crecimiento de nuevos vasos sanguíneos favorecerá el desarrollo y crecimiento de un tumor. Algo altamente riesgoso.

Tamoxifeno

Las mujeres con cáncer de senos son tratadas con tamoxifeno para prevenir la recurrencia de la enfermedad. Funciona como un antiestrógeno al bloquear los receptores de estrógeno en los senos. Ha sido utilizado para tratar problemas menstruales en senos. En pruebas clínicas, se ha tomado a partir del día 5 y hasta el 24 del ciclo, y fue reportado como efectivo.[23] Un estudio sostuvo que 90 por ciento de las mujeres informaron que sus síntomas habían desaparecido. Sin embargo, 86 por ciento del grupo que tomó el placebo dijo que ¡también habían experimentado reducción de sus síntomas!

Nadie conoce los efectos a largo plazo de tomar un medicamento como el tamoxifeno. A corto plazo, causa a menudo algunos que pueden parecerse a los síntomas de la menopausia, como bochornos y resequedad vaginal. Y a muchas mujeres les sucede que sus periodos se suspenden en definitiva. Mujeres jóvenes podrían estar poniéndose en riesgo de osteoporosis, y hay un mayor riesgo de cáncer de útero. Aun cuando bloquea los receptores de estrógenos en los senos, el tamoxifeno puede aumentar, de hecho, ese riesgo. Esto puede ocurrir cuando es atrapado por receptores en el endometrio, pues éste puede sobreestimularlos. Los receptores son proteínas que funcionan como una cerradura; las hormonas son las llaves y se acomodan en ellos perfectamente. Si los receptores están siendo sobreestimulados o bombardeados, se abre allí la posibilidad de un crecimiento canceroso.

No debe tomarse a menos que sea absolutamente indispensable —en caso de cáncer de senos, por ejemplo— y, ciertamente, no es conveniente para un síntoma premenstrual como dolor de senos, que puede ser tratado eficazmente por medios naturales. Definitivamente, sus beneficios no superan los riesgos asociados.

Antidepresivos

Dado que uno de los principales efectos de SPM es la depresión, se ha sugerido que debe ser tratado como una enfermedad mental. Como comentamos en el capítulo 1, 5 por ciento de mujeres que lo padecen tienen síntomas tan severos durante la segunda mitad de su ciclo que sus vidas pueden desorganizarse por completo. La condición es conocida como desorden disfórico premenstrual o PMDD (véase página 35). Se ha sugerido que los antidepresivos deberían ser la primera opción de tratamiento para las mujeres que padecen este severo trastorno.

Sin embargo, varios estudios han revisado los efectos de diferentes antidepresivos sobre el SPM (no sólo sobre el PMDD), incluidos tricíclicos como la amitriptilina, las benzodiacepinas y los SSRI (inhibidores de recaptación de serotonina selectivos).

A propósito de las benzodiacepinas, el alprazolam ha mostrado ser eficaz en el tratamiento psicoemocional del SPM.[24] Pero este medicamento es potencialmente adictivo y puede ocasionar síntomas de abstinencia cuando deja de tomárselo: temblores, náusea, excesiva perspiración y calambres musculares; lo que supone un síndrome de abstinencia. Sus efectos colaterales comunes son: somnolencia y aturdimiento, y no se ha demostrado que sea seguro durante el embarazo. Dado que las mujeres que experimentan SPM siguen siendo fértiles, y potencialmente pueden embarazarse, incluso por accidente, vale la pena no arriesgarse.

Debido a estos inconvenientes, se ha sustituido las benzodiacepinas por otras, pero no dan los mismos resultados en el tratamiento del SPM.

Como la teoría de la hormona femenina para tratarlo ha fracasado, la discusión ha tomado un curso distinto y ahora el SPM es considerado un problema caracterizado por niveles fluctuantes de neurotransmisores, o sustancias químicas en el cerebro. Se cree que la serotonina, que actúa como neurotransmisor, tiene una importante influencia en el humor, y se ha mostrado que sus niveles son diferentes en mujeres con y sin spm. En las últimas, los niveles de serotonina aumentan en la segunda mitad, o fase lútea, del ciclo, y llegan a su punto máximo justo antes del periodo. En las primeras, esos niveles parecen mantenerse sin variación alguna a lo largo de todo el ciclo.

Los antidepresivos ssri impiden que el cerebro absorba serotonina y, de ese modo, mantienen niveles adecuados. Una investigación realizada en 2000, que revisó 101 estudios previos, mostró que los ssri son eficaces para tratar síntomas psicoemocionales severos de spm, incluso cuando se los tomaba sólo en la segunda mitad del ciclo.[25] Desafortunadamente, las mujeres que los tomaron eran 2.5 veces más propensas a abandonar las pruebas clínicas que quienes tomaron un placebo. La razón principal fue los efectos colaterales, que incluyen alteraciones gastrointestinales, náusea, fatiga o letargia e insomnio.

El Comité Consultor de Sustancias Psicofarmacológicas de la US Food and Drugs Administration ha recomendado la aprobación del Prozac, o fluoxetina, un ssri, para el tratamiento del pmdd. Si esto continúa, será el primer medicamento aprobado para eltratamiento de pmdd. Éste es un asunto de algún interés, en la medida en que podría ser potencialmente utilizado en el tratamiento general de spm, aunque todavía no se sabe qué tan efectivos son los ssri para los síntomas físicos, porque la mayoría de las pruebas clínicas con este tipo de antidepresivos han involucrado mujeres cuyos síntomas son principalmente psicoemocionales. Más aún, no es aconsejable el uso a escala masiva de cualquier medicamento para tratar síntomas tan variados como los del SPM, particularmente tomando en cuenta su potencial dependencia.

Cirugía

La cirugía es el tratamiento más drástico imaginable para el SPM pero, desde un punto de vista médico, es una opción viable. Hace algún tiempo, mientras daba una conferencia sobre el SPM en la Sociedad Médica, un ginecólogo se pronunció por el "tratamiento" del SPM mediante la histerectomía total; es decir, extraer los ovarios y el útero. Este recurso no sólo es un enfoque escandaloso para un problema cíclico, sino que no es necesario en ningún caso quitar el útero para conseguir el efecto. En realidad, sólo los ovarios presentan un problema en el caso del SPM debido a que producen hormonas sexuales. Es como tomar medicamentos para eliminar de manera temporal la función de los ovarios… sin poder suspenderlos. No consideres siquiera esta opción. Te estarías lanzando a una menopausia quirúrgica de la noche a la mañana y sustituirías los síntomas del SPM por los de la menopausia, además de soportar el trauma de una operación.

Conclusiones sobre el enfoque médico convencional del SPM

La oferta de erráticos y aun contradictorios medicamentos deja bastante claro que hay mucha confusión acerca del enfoque para tratar el SPM. Algunos estudios muestran que los estrógenos funcionan y otros que la progesterona es la clave.

Se trata de dos hormonas completamente distintas que trabajan de diferente manera. Es virtualmente imposible que *ambas* puedan funcionar para resolver el mismo problema. Otros estudios aseguran que ni los estrógenos ni la progesterona tienen efecto alguno sobre el SPM.

Como mencioné en la introducción a esta sección del libro, uno de los aspectos más interesantes de la investigación sobre el tema es que hay un efecto placebo considerable. Lo que significa que quienes toman pastillas "engañabobos" en lugar de un medicamento, a menudo experimentan alivio en sus síntomas. Siempre hay personas en cualquier estudio que responderán a los placebos pero, en el caso del SPM, se trata ¡de 94 por ciento de las participantes![26]

En ocasiones se han obtenido mejores resultados con el placebo que con el medicamento puesto a prueba. Debido a ello, algunos investigadores dicen que el SPM está sólo en la mente y que realmente no hay síntomas físicos. Pero otros han sugerido que el efecto placebo es importante y debería ser estudiado en detalle para comprender cómo y por qué se presenta.

Por ejemplo, una manera de abordar este fenómeno es tomar en cuenta que cuando las mujeres reciben la oportunidad de hablar y sus síntomas son tomados en serio, esto las mejora, tomen medicamentos o placebo. Con demasiada frecuencia los síntomas son desestimados a priori y las mujeres sencillamente pueden responder mejor a un enfoque distinto.

Recuerda, si vas a tomar algún medicamento para tratar tu SPM, como análogos de GNRH o antidepresivos, es probable que debas tomar ese medicamento hasta que llegues a la menopausia. Cada vez que suspendas el medicamento, tus síntomas reincidirán. Lo que hacen es suprimir los síntomas. No producen cambios fundamentales en tu cuerpo, lo que es indispensable si se quiere eliminar el problema. Cuando llegues a la menopausia, experimentarás un indudable alivio del SPM porque tus ovarios dejarán finalmente de producir hormonas sexuales. Pero si comienzas a someterte a la HRT, no sólo podrías experimentar efectos colaterales, sino que los progestógenos del medicamento podrían reproducir los síntomas del SPM.

En última instancia, el verdadero propósito es eliminar el SPM descubriendo ante todo por qué tienes los síntomas. Es la única solución permanente. En la segunda parte la exploraremos en detalle.

El enfoque natural para el tratamiento del SPM

Introducción

Cuando los investigadores comparan los niveles hormonales de mujeres con SPM y los de quienes no lo padecen, ¿por qué no pueden encontrar una diferencia, particularmente cuando el SPM está claramente ligado al ciclo menstrual? En realidad es muy simple. La *cantidad* (exceso o deficiencia) de hormonas no es la causa. El problema reside en la *manera* en que tu cuerpo responde a estas hormonas.

Considera este escenario: te mueres de hambre y te meten en una habitación donde hay mucha de comida. Pero no está al alcance de tu mano y estás restringida de tal modo que no puedes moverte para tomarla. La comida está allí pero tú sencillamente no puedes consumirla a fin de nutrirte. El mismo principio se aplica a tus hormonas. No importa qué cantidad de cualquier hormona particular haya en tu cuerpo, si no puede utilizarlas: la situación es tan adversa como si no las hubiera.

Ahora revisemos los síntomas. Se supone que el SPM afecta la salud general de una mujer al ocasionar cualquier combinación de 150 diferentes síntomas. Pero, ¿qué tal si la situación es en realidad justo la contraria? ¿Qué ocurriría, en otras palabras, si tu salud general estuviera ocasionando que se manifestara el SPM?

Si no comes bien —quizá no has mantenido el nivel de ciertas vitaminas y minerales—, no haces ejercicio, padeces estrés y generalmente te sientes desgastada, es muy posible que la capacidad de tu cuerpo para producir el equilibrio correcto de hormonas y utilizarlas adecuadamente durante cada ciclo esté seriamente en riesgo. Mi opinión es que el SPM es un problema multifacético y que todos los factores deben ser revisados en conjunto.

Una mujer no es una colección de partes separadas. Cada una afecta las demás. Este hecho es la verdadera razón por la cual durante más de 70 años la investigación sobre el SPM ha desembocado en un vacío total; médicos y científicos han enfocado esta condición de manera incorrecta. En lugar de observar a la mujer como un todo, con atributos y características físicas y emocionales únicas, ven el cuerpo femenino como algo parecido a una máquina: un conjunto de componentes. La investigación ha trabajado en busca de una parte defectuosa en lugar de revisar sistemas y síntomas de manera interrelacionada.

Las mujeres no somos máquinas y no se trata de culpar a ninguna de nuestras partes. La relación entre mente y cuerpo ha sido bien investigada y documentada, y lo que influye en uno afectará indudablemente a la otra. Es válido decir que muchos aspectos del SPM son psicoemocionales, pero si sólo tuvieran este origen, estarían presentes a lo largo del mes. Y no es así.

Lo que en realidad parece ocurrir es que los cambios en el equilibrio de las hormonas femeninas —en otras palabras, físicos— originan cambios psicoemocionales. Éstos afectan nuestro bienestar y nuestra apariencia. Podemos, por ejemplo, comer de más o beber demasiado alcohol a fin de lidiar con nuestra vida. Sin embargo, esto afecta la manera en que nos sentimos físicamente y el funcionamiento de nuestro cuerpo, lo cual, por supuesto, influirá en nuestras emociones. Es un círculo vicioso clásico.

Es mucho más fácil producir cambios físicos que modificar nuestra psicología. Y como estos dos asuntos están interconectados, los cambios físicos determinarán nuestro bienestar emocional. Así, el propósito no puede ser revisar todos los síntomas que podríamos experimentar y esforzarnos por tratarlos en forma separada. El propósito es lograr la salud óptima. Esto significa revisarte como una persona completa, asegurarte de estar comiendo bien, corregir cualquier deficiencia actual en vitaminas y minerales, revisar tu estilo de vida en términos de estrés, ejercicio y sueño y, luego, usar ciertas hierbas que han demostrado ayudar en caso de SPM mientras animas a tu cuerpo a curarse solo.

Capítulo 5

La dieta SPM

Lo que comes no sólo constituye los cimientos de tu salud general. Además, es un factor absolutamente crucial en la eliminación y prevención de SPM. En este capítulo revisaré los elementos básicos de una alimentación sana, señalando cuáles son buenos para ti, por qué y cuáles evitar.

Si piensas que ya lo has oído antes, te invito a que leas cuidadosamente: encontrarás algunas sorpresas. Tómate tu tiempo para seguir las orientaciones de este capítulo; experimentarás toda una revelación: no sólo un rápido alivio de tus síntomas sino verdaderos resultados en un mes, tras modificar tu dieta.

¿De qué manera una buena alimentación puede eliminar realmente esa pena mensual? Primero, revisemos algunos síntomas: irritabilidad, agresión, palpitaciones, olvidos, ansiedad, confusión, incapacidad para concentrarte, estallidos de llanto, falta de impulso sexual, dolores de cabeza/migrañas y antojos desaforados.

Todos ellos son SPM, ¿verdad? Pero también son síntomas de algo más. Tienen como rasgo común fluctuaciones en el nivel de azúcar en la sangre. De hecho, ésta es la clave para eliminar el SPM de una vez y para siempre.

El enfoque "poco y a menudo" para comer impide que los niveles de azúcar en la sangre desciendan excesivamente, lo que, a su vez, inhibe la secreción de adrenalina. Cuando ésta es liberada, bloquea la captación de progesterona en la segunda mitad del ciclo menstrual. Así, estabilizar los niveles de azúcar mediante una dieta saludable evita que la adrenalina interfiera con la progesterona y los síntomas son eliminados.

Esta teoría presenta una solución al problema del SPM que ha dejado perplejos a los científicos durante décadas y explica por qué las mujeres con SPM tienen los mismos niveles de hormonas sexuales que las que no lo padecen. Sencillamente ocurre que su cuerpo no las está utilizando debido a los niveles de azúcar en la sangre.

Cómo mantener en equilibrio el nivel de azúcar en la sangre

El vínculo entre niveles de azúcar y adrenalina

Después de ingerir un alimento, la glucosa producida por la digestión es absorbida desde las paredes intestinales por el torrente sanguíneo. En ese punto, hay un alto nivel de glucosa en la sangre, lo que es bastante natural. Tu cuerpo toma lo que necesita en forma inmediata a fin de obtener energía y luego produce insulina en el páncreas para reducir el exceso. La insulina transporta la glucosa hacia las células y la que no se utiliza para obtener energía se transforma en glicógeno y es almacenada en el hígado y los músculos para ser utilizada más tarde. Cuando los niveles de glicógeno quedan saturados en músculos e hígado, el exceso se acumula como grasa. Es este sistema finamente armonizado lo que mantiene el nivel de la glucosa en tu sangre en un grado saludable y bien balanceado.

Cuando el nivel de glucosa desciende mucho, las glándulas suprarrenales liberan adrenalina y el páncreas produce glucagón. Éste trabaja en sentido opuesto a la insulina: aumenta la glucosa en la sangre al estimular al hígado para que transforme parte de sus reservas de glicógeno en glucosa a fin de que obtengamos energía rápidamente. La adrenalina —hormona liberada normalmente cuando estamos bajo estrés— ingresa al torrente sanguíneo debido a un desequilibrio del azúcar en la sangre.

De hecho, la investigación muestra que las mujeres con SPM experimentarán más estrés general en el hígado que las mujeres sin él.[1] He encontrado que cuando el nivel de azúcar está bajo control, las mujeres son más capaces de lidiar con las fuentes de estrés en su vida: trabajo, relaciones, dinero y maternidad. La razón es que si los niveles de azúcar son estables, hay menos oleadas de adrenalina, las que aumentan las sensaciones de estrés, cuyos niveles no cambian: lo que cambia es cómo percibimos las situaciones estresantes.

Adrenalina y progesterona

Los receptores de progesterona, igual que los de estrógenos, se encuentran en todo el cuerpo: senos, útero, huesos, hígado, corazón y cerebro. Como hemos visto, funcionan de manera muy parecida a un cerrojo en el que la "llave", en este caso las hormonas, encajan. Cada llave tiene un cerrojo distinto, es decir, cada receptor utiliza una hormona diferente. Así, los de progesterona la "recogerán" del cuerpo para utilizarla.

Sin embargo, en presencia de adrenalina, los receptores de progesterona son bloqueados y el cuerpo no puede utilizarla, sin importar qué cantidad haya.

¿Qué hace que aumente o disminuya el azúcar en tu sangre?

El azúcar aumentará o disminuirá en forma automática durante el día conforme comas y bebas. Para la mayoría de las personas, estas fluctuaciones estarán siempre entre los límites normales. Pero diferentes alimentos pueden ocasionar que el azúcar aumente o disminuya rebasando los límites. Las veces que comas en un día tienen también un efecto definitivo en tu nivel de azúcar.

Cuando comes cualquier cosa en su forma refinada, la digieres muy rápidamente: los alimentos ya no se encuentran en su estado "integral" y han sido despojados de sus propiedades naturales mediante varios procesos. Dos de los alimentos más ampliamente consumidos son azúcar y harina blanca.

Si la digestión se produce demasiado aprisa, la glucosa entra al torrente sanguíneo rápidamente. Esto sucede también cuando tomas cualquier alimento o bebida que tiene un efecto estimulante, como té, café o chocolate. La inicial estimulación "alta" pasa rápidamente y caes en picada hasta una "baja" en la que te sientes cansada y desgastada. ¿Qué necesitas entonces? Otro estimulante, como una taza de café o una barra de chocolate.

Lo que es más, si acostumbras tomar tus alimentos con muchas horas de separación entre uno y otro, la glucosa en tu sangre caerá a niveles bajos en esos intervalos. ¿El resultado? Sentirás la necesidad de un rápido aumento. Mientras tanto, tus bajos niveles de glucosa ocasionarán que las glándulas suprarrenales liberen adrenalina para estimular al hígado a producir más glucosa a fin de que el desequilibrio sea rectificado. De ese modo obtienes el escenario opuesto: demasiada glucosa en tu sangre, lo que significa que tu páncreas debe secretar más insulina para reducir los niveles de glucosa. Tu cuerpo está en una montaña rusa de niveles fluctuantes del azúcar en la sangre.

Algunos estudios muestran que mujeres con y sin SPM no tienen diferentes niveles de glucosa, sólo que las primeras comen más azúcar, carbohidratos refinados y productos lácteos.[3] Podría argumentarse, entonces, que el SPM hace que las mujeres tengan desaforados antojos de azúcar, pasteles y otros alimentos "de aumento instantáneo". Pero, ¿y si fuera justo lo contrario? ¿Si comer dulces y galletas ocasionara cambios en el nivel de azúcar —lo que, a su vez, propicia la liberación de adrenalina e interfiere con el adecuado aprovechamiento de las hormonas (en particular de progesterona)—, que finalmente provoca el SPM?

Como hemos visto, esto es lo que ocurre: un bajo nivel de azúcar en la sangre ocasiona antojos desaforados, que satisfaces con cafeína rápida o carbohidrato preparado, y lo que sigue de manera más o menos acelerada son desequilibrios en el azúcar en tu cuerpo. Así, no es el SPM lo que ocasiona antojos desaforados, sino la descompensación de los niveles de azúcar, y ésta a su vez exacerba el SPM.

Penny

Penny vino a verme cuando tenía 50 años diciendo que mi libro *Natural Alternatives to HRT* le había "salvado la vida". Hacía nueve años había desarrollado un SPM que se había vuelto extremo: se ponía muy agresiva y estallaba en llanto casi una quincena de cada mes. Era educadora en una guardería y le resultaba difícil desempeñar profesionalmente su trabajo.

Lo primero que le prescribieron fue un tranquilizante con el que no se sentía muy contenta, y luego progesterona en forma de pesarios que le pidieron usara seis veces todos los días del mes. Tras mantener este régimen durante ocho años —lo que suspendió por completo sus periodos ese tiempo— en abril de 1998 se había retorcido de dolor durante catorce horas. Su médico le quitó la progesterona y el dolor desapareció completamente. Al mes siguiente, el periodo de Penny volvió y desde entonces es regular. Pero luego de suspender la progesterona, comprendió que debía hacer algo para evitar los síntomas premenstruales que habían reincidido.

Penny leyó la dieta sugerida en mi libro y aceptó que era una tremenda bebedora de té, por lo que cambió a

tés de hierbas. Añadió agnus castus y algunos complementos alimenticios, entre ellos magnesio, recomendados en el libro. Cuando vino a verme, decía que su SPM no "era la gran cosa" pero estaba un poco irritable durante las 24 horas anteriores a su periodo. Ahora quería asegurarse de no tener deficiencias de nutriente alguno y prepararse para la menopausia. Su análisis mineral mostró que no tenía deficiencias sino altos niveles de cobre derivados de tomar progesterona durante ocho años.

Carbohidratos vitales

Para mantener estable el nivel de azúcar en la sangre durante el día, deberías proponerte comer carbohidratos complejos —pan, pasta, cereales, papas y equivalentes— como parte de tus alimentos principales. Junto con una pequeña proteína, y tomados en cantidades menores y a menudo, los carbohidratos complejos pueden significar una enorme diferencia en cómo te sentirás a lo largo del día. De hecho, en ocasiones masticar una galleta de avena entre comidas puede ser suficiente para mantener las antojos desaforados a raya.

Si te despiertas de noche —alrededor de las tres o cuatro de la madrugada— y no puedes volver a dormir, es bastante probable que tu nivel de azúcar haya bajado significativamente durante la noche y tengas demasiada adrenalina. Tomar un pequeño refrigerio —media rebanada de pan de centeno— una hora antes de ir a la cama te ayudará a dormir toda la noche.

También es importante asegurarse de que los carbohidratos no sean refinados. En términos generales, esto significa preferir los de tipo "integral" y "negro" en lugar de los "blancos". Pan de trigo integral, arroz marrón y harina integral son ricos en vitaminas y minerales esenciales, elementos traza y valiosa fibra, mientras que a su contraparte refinada le han sido arrebatados todos estos elementos. Actualmente, algunos productores "reemplazan" los nutrientes perdidos añadiendo vitaminas y minerales al producto final, sin embargo, son nutritivamente inferiores a los integrales. Además carecen de fibra, lo cual contribuye a hacer más lento el proceso digestivo y a liberar un flujo constante de energía.

MASTICA, MASTICA, MASTICA

Un consejo muy simple para refrenar tu apetito, estimular la pérdida de peso y prevenir los antojos desaforados es masticar bien. Tómate tu tiempo cuando comas. La primera parte de la digestión comienza en la boca. Masticar despacio te ayuda a digerir y a absorber mejor tus alimentos. Pero también tu cerebro necesita de unos veinte minutos para registrar que estás llena y has comido lo suficiente. Si comes más lentamente, en realidad querrás comer menos.

Los carbohidratos no sólo mantienen en equilibrio el azúcar en tu sangre sino que contribuyen a incrementar los niveles de serotonina, sustancia química que "tranquiliza" al cerebro, ayuda a elevar tu ánimo y refrenar tu apetito. Un estudio mostró que con asegurarte de que tu cena sea rica en carbohidratos y baja en proteínas durante la segunda mitad del ciclo puedes reducir algunos síntomas del spm: depresión, tensión, ira, confusión, tristeza, fatiga, estado de alerta.[4]

Qué hacer con el azúcar

Sugeriría que elimines el azúcar por completo. No lo añadas a ninguna bebida ni alimento (té, fruta o cereal) y obviamente evita alimentos dulces, como chocolate. También es importante que leas las etiquetas, puesto que se añade azúcar a muchos alimentos diferentes, incluidos vegetales enlatados, sopas, yogures e incluso salsas para pasta. Un yogur de fruta, por ejemplo, puede contener más de ocho cucharaditas de azúcar. Una "saludable" barra de granola puede contener una cantidad semejante.

Se ha encontrado que mientras mayor sea el contenido de azúcar en la dieta de una mujer, más severos son sus síntomas premenstruales.[5] Cuando consideramos que la adrenalina es liberada al disminuir el nivel de azúcar en la sangre —luego de un refrigerio dulce, por ejemplo— y observamos su efecto bloqueador sobre la progesterona, es bastante claro que la dieta puede tener un efecto enorme sobre el spm.

Algunos investigadores han llamado al spm una "enfermedad contemporánea", no sólo porque tenemos más periodos que antes (véase páginas 16-17) sino también debido a nuestra dieta siglo xxi. En promedio, cada persona consume un kilogramo de azúcar a la semana, gran parte de la cual es "invisible", oculta en alimentos que no son estrictamente "dulces". En 1850, la producción mundial de azúcar era de 1.5 millones de toneladas al año; esa cifra es ahora de 75 millones de toneladas. Estamos consumiendo 25 veces la cantidad de azúcar que comíamos hace 200 años.[6]

El azúcar es sólo "calorías vacías" y no contiene valor nutricional alguno. De hecho, te dificulta perder peso. Cada vez que comes, tu cuerpo elige: puede quemar ese alimento para convertirlo en energía o puede almacenarlo como grasa. Se ha descubierto que si se libera más insulina, una mayor cantidad de tus alimentos serán convertidos en grasa. Y si la comida es convertida activamente en grasa, la consumida previamente no puede ser descompuesta. Así, entre más azúcar comas, más insulina libera tu cuerpo y más grasa almacena.

También sabemos que la cantidad de azúcar consumida puede afectar tu sistema inmunológico y la capacidad de tu cuerpo para combatir cualquier infección. El azúcar afecta perjudicialmente el proceso llamado fagocitosis, en el que los glóbulos blancos de la sangre rodean y consumen bacterias y sustancias extrañas.[7] El azúcar promueve también la cándida (véase páginas 257-265), asociada a síntomas premenstruales.

Si se elimina el azúcar, ¿qué hay de los endulzantes artificiales? Elimínalos también del menú. He aquí por qué.

Endulzantes artificiales

Si un alimento o una bebida es descrito como "bajo en azúcares", "dietético" o "bajo en calorías", contendrá generalmente un endulzante químico como el aspartame. Desafortunadamente, ha sido asociado con cambios de humor y depresión debido a que altera los niveles de serotonina química en el cerebro.[8] Dado que se trata de dos de los principales síntomas emocionales asociados al spm, se debe evitar el aspartame y todo alimento o bebida que lo contenga.

Algunos medicamentos utilizados para el spm son los irss (inhibidores de recaptación de serotonina selectivos), diseñados para optimizar el uso de serotonina. Esto ayuda a elevar tu ánimo y a reducir el apetito. El aspartame funciona exactamente en sentido opuesto.

A menudo se hace creer erróneamente a las mujeres que los endulzantes artificiales ayudan a controlar el peso. Irónicamente, se ha encontrado que las personas que consumen regularmente endulzantes artificiales tienden a ganar peso debido a que aumentan el apetito.[9] El aspartame es 180 veces más dulce que el azúcar y puede provocar problemas de alimentación y peso.

En Estados Unidos, el Centro de Información sobre la Toxicidad del Aspartame (www.holisticmed.com/aspartame) ha crecido enormemente debido a la preocupación de que podría estar ocasionando problemas serios de salud.

Ya digerido, libera en el cuerpo metanol y dos aminoácidos: aspártico y fenilalanina. El primero se transforma en formaldehido (toxina clasificada en el mismo grupo que el cianuro y el arsénico) y luego en ácido fórmico.[10] Los aminoácidos son constituyentes fundamentales de todas las proteínas e interactúan también entre sí. Normalmente los ingerimos en las proteínas, tomándolos en pequeñas cantidades y en combinación con otros. Cualquiera que toma aspartame, sin embargo, está ingiriendo ácido aspártico y fenilalanina por sí solos, y en cantidades considerables.

¿El resultado? Consumir aspartame puede desequilibrar el metabolismo de los aminoácidos en el cerebro.[11] En otras palabras, afecta el modo en que el cerebro usa los aminoácidos. Hay una variedad de síntomas asociados al consumo regular de aspartame. Entre ellos:

* Cambios de humor.
* Pérdida de la memoria.
* Adormecimiento y hormigueo.
* Problemas de la piel, como urticaria y sarpullido.
* Ataques y convulsiones.
* Dolores de cabeza.
* Problemas oculares.
* Náusea y vómito.
* Depresión.

Preocupa también que el aspartame es adictivo y la gente que bebe de tres a cuatro latas de refrescos todos los días, o mastica regularmente chicle sin azúcar, puede experimentar síntomas de abstinencia cuando intenta dejarlo.

Mi consejo es que evites cualquier alimento o bebida que contenga endulzantes artificiales. Debes leer las etiquetas: se encuentran en todo, desde bebidas burbujeantes, yogures, postres y alimentos enlatados, hasta comida precocinada y muchos más.

Una vez que renuncies al azúcar y a los endulzantes artificiales, tus papilas gustativas se irán adaptando. Comenzarás a saborear y apreciar la dulzura natural de alimentos como la chirivía y las batatas. Los alimentos endulzados y procesados comenzarán a parecerte demasiado dulces. Si encuentras que, en efecto, necesitas un endulzante para algunos alimentos, prueba pequeñas cantidades de miel, de arce, de arroz marrón o de malta de cebada. Son opciones más saludables porque no tienen valor nutricional y es menos probable que ocasionen cambios en el nivel de azúcar de tu sangre.

DIETAS DE ALIMENTOS COMBINADOS Y DE SÓLO PROTEÍNAS

Sugiero que comas poco y a menudo, basando tu dieta en carbohidratos complejos de buena calidad, junto con una pequeña cantidad de proteínas saludables como legumbres, pescado y huevo. Sin embargo, en la actualidad hay varias otras sugerencias dietéticas. Revisemos dos que reciben mucha atención en los medios de comunicación.

Quizá hayas oído que es mejor seguir una dieta de alimentos combinados a fin de perder peso. Al comer de ese modo, las proteínas y los carbohidratos son consumidos en alimentos separados, lo que se basa en la creencia de que éstos necesitan diferentes enzimas para ser digeridos en forma eficaz. Se asegura que si se los come juntos, los alimentos no digeridos son almacenados en los intestinos, donde se fermentan, causando inflamación y flatulencias. Si continúan sin ser digeridos y aprovechados como energía, terminan por almacenarse en forma de grasa. La teoría que sostiene este régimen no parece haber sido demostrada científicamente, a pesar de lo cual hay personas que sienten las ha ayudado con sus problemas digestivos. No obstante, en realidad puede empeorar las cosas si tienes spm, como veremos más adelante. Los críticos señalan a menudo que la combinación de alimentos funciona como dieta de pérdida de peso porque restringe la ingesta de alimentos y ayuda a la gente a ser más consciente de lo que está comiendo.

La mayoría de las culturas tradicionales combinan, en efecto, proteínas y carbohidratos. Los japoneses, por ejemplo, incluyen a menudo arroz, pescado y soya junto a vegetales. De modo que el problema no reside en comer carbohidratos sino el tipo erróneo de éstos. Nuestra dieta actual tiende a centrarse en carbohidratos refinados, los que han perdido su fibra y son digeridos muy rápidamente. Debido a ello, la glucosa ingresa demasiado rápido al torrente sanguíneo. El rápido aumento de la glucosa te hace sentir bien momentáneamente, pero la "subida" pasa rápidamente y luego te hace caer en picada a un punto en el que necesariamente vuelve a liberarse adrenalina.

La glucosa es el carbohidrato de más rápida liberación porque no requiere de procesamiento antes de pasar al torrente sanguíneo, y aumenta los niveles de insulina de modo acelerado. El Índice Glicémico fue diseñado para medir el de glucosa en los alimentos. En este índice, la glucosa pura recibe una calificación de 100 y el resto de los alimentos son medidos contra este marco de referencia.

ÍNDICE GLICÉMICO (IG)

Mide esencialmente lo rápida o lentamente que un alimento libera glucosa en el torrente sanguíneo. Entre menos refinados sean los carbohidratos —por ejemplo, arroz

Índice glicémico de alimentos comunes

Azúcares	IG	Fruta	IG
Glucosa	100	Sandía	72
Miel	87	Piña	66
Sacarosa (azúcar)	59	Melón	65
		Uva pasas	64
Granos y cereales	IG	Plátano	62
Baguet francesa	95	Kiwi	52
Arroz blanco	72	Uvas	46
Bagel	72	Jugo de naranja	46
Pan blanco	70	Naranja	40
Galletas integrales	69	Jugo de manzana	40
Arroz marrón	66	Manzana	39
Granola	66	Ciruela	39
Pastelería	59	Pera	38
Arroz basmanti	58	Toronja	25
Espagueti blanco	50	Cerezas	25
Papilla de avena	49		
Tallarines instantáneos	46	**Vegetales**	IG
Pan de trigo integral	46	Chirivías (horneadas)	97
Espagueti integral	42	Papas (horneadas)	85
Pan de centeno integral	41	Papas (fritas)	75
Cebada	26	Papas (hervidas)	70
		Betabel (horneado)	64
Legumbres	IG	Maíz tierno	59
Frijoles	48	Batatas	54
Alubias	36	Papas fritas	54
Garbanzos	36	Chícharos	51
Chícharos	33	Zanahorias	49
Ejotes	31		
Habas	29		
Lentejas	29		
Frijol de soya	15		

marrón, granos integrales y vegetales—, el IG es más bajo. La fibra contenida naturalmente en estos alimentos hace más lenta la liberación de azúcares, lo que les señala un IG más bajo. En forma similar, la fruta entera tendrá un IG más bajo que el jugo de fruta porque la fibra hace más lenta la absorción del azúcar.

La información más relevante a partir del IG es que, en realidad, es *benéfico* combinar proteínas y carbohidratos. La presencia de proteína (animal y vegetal) en los alimentos disminuye en realidad el IG. Así, legumbres como las lentejas, que contienen naturalmente tanto proteína como carbohidratos, tienen un bajo IG.

La manera más simple de calcularlo en un alimento sin tener que consultar las tablas antes de cada comida es considerar qué tan refinado es. Entre más lo sea, más fácilmente será digerido y mayor su impacto en tus niveles de insulina. ¿El resultado? Si es altamente refinado, empeorará tus síntomas de SPM. Busca alimentos en su estado natural y basa tu dieta en los ricos en fibra como el arroz marrón. Nuevamente, la fibra hace más lenta la liberación de azúcares y les da un IG más bajo.

Para mayor información sobre los beneficios de mantener en equilibrio el azúcar en la sangre a fin de perder peso, consulta mi libro *Natural Alternatives to Dieting*.

DIETAS DE SÓLO PROTEÍNAS

Las constituidas por grandes cantidades de proteína, como carne y huevos, pero pocos carbohidratos, se hicieron populares por primera vez en la década de 1970. Bajo este régimen, incluso la ingesta de fruta está estrictamente limitada debido al estatus de sus carbohidratos. Recientemente, esta dieta ha vuelto a convertirse en el último grito de la moda en Estados Unidos, y varias celebridades juran que es una maravilla para perder peso rápidamente.

La teoría supone que alimentos dulces y con almidones hacen que los niveles de azúcar en la sangre se eleven. Y, como lo mencionamos en la página 94, cuando los niveles de insulina se elevan, una mayor cantidad de la comida ingerida se convierte en grasa y comienzas a ganar peso. Por eso, se cree que al eliminar todo aquello que detenga la irrupción de insulina, perderás peso.

Suena lógico, y puede causar una drástica pérdida de peso. Sin embargo, a largo plazo, esta dieta no es saludable e incluso puede ser peligrosa. Cuando el cuerpo está privado de carbohidratos, busca energía en sus reservas de glicógeno. Debido a que 4.5 ml de agua se adhieren a cada gramo de glicógeno, es posible perder bastante peso muy rápidamente. Pero esta pérdida inmediata es agua, no grasa. Sólo cuando las reservas de glicógeno están agotadas comienza el cuerpo a disolver grasa.

Una dieta basada únicamente en proteínas puede ocasionar un estado metabólico anormal llamado "ketosis", porque no hay suficiente carbohidrato almacenado en el hígado para que el cuerpo lo aproveche. Los ketones se acumulan en la sangre y tienen efectos colaterales como mal aliento —olor afrutado de la acetona—, así como mala concentración, cambios de humor y fallas de memoria. Todos ellos, síntomas que no querrás experimentar, especialmente cuando es posible que ya los estés padeciendo al acercarte a tu periodo. Estos mismos síntomas son experimentados en casos de inanición y diabetes mellitus.

Se añade a lo anterior que una dieta alta en proteínas provoca un aumento de nitrógeno en el cuerpo, producto descompuesto de la proteína, con el que normalmente el hígado y los riñones se enfrentan en forma eficiente y es luego excretado mediante la orina. Cuando el contenido de proteína en la dieta es muy alto, aumenta el exceso de nitrógeno y puede dañar hígado y riñones.

Y si esto no fuera bastante, se sabe también que a mayor cantidad de proteína en tu dieta, aumenta el riesgo de perder densidad ósea (cuya forma extrema es la osteoporosis). La proteína causa una reacción ácida en el cuerpo y el calcio actúa como neutralizador. Cuando la ingieres en demasía, tus reservas de calcio, contenidas en huesos y dientes, son destinadas a corregir el desequilibrio. Se estima que por cada 15 g de proteína, pierdes 100 g de calcio en tu orina.

Nuevamente, mi consejo sería evitar las dietas de proteínas por dos razones. La primera y más importante, porque el cuerpo necesita carbohidratos y, al elegir el tipo correcto —es decir, carbohidratos integrales complejos—, ello promoverá indudablemente pérdida de peso y ayudará a reducir los problemas de SPM al estabilizar el nivel de azúcar en la sangre. En segundo lugar, el precio de eli-

minar los carbohidratos en definitiva es sencillamente
demasiado alto. A largo plazo, tu salud general puede resultar seriamente dañada.

Cafeína

La cafeína tiene un efecto diurético en el cuerpo y, por ello,
agota valiosas reservas de vitaminas y minerales, esenciales
para un saludable equilibrio hormonal. La cafeína es también un estimulante, lo mismo en té, que en café, chocolate o
refrescos cafeinados; ello ocasiona que el nivel de azúcar aumente rápidamente y luego caiga con la misma velocidad.
Esto contribuye al sube y baja de los cambios del azúcar en la
sangre y a la liberación de adrenalina. Evítalos siempre que
te sea posible. Aún mejor, elimínalos de tu dieta completamente y, en su lugar, bebe tés herbales y café de grano, agua
mineral y jugos de frutas puros diluidos.

El té contiene taninos lo mismo que cafeína. Los taninos
aglutinan importantes minerales e impiden su absorción en
el tracto digestivo. Puede que tu dieta sea extremadamente
nutritiva, pero si bebes té en la comida, puedes estar excre-
tando la mayoría de los minerales en tus alimentos sin ab-
sorberlos.

Si la hipersensibilidad de senos es tu principal síntoma
premenstrual, deberías evitar cualquier bebida o alimento
que contenga cafeína. Sus ingredientes activos son llamados
metilxantinas y está demostrado que exacerban dolor de senos, tumores benignos e hipersensibilidad.[12] Estas metilxantinas se encuentran en café, té negro, té verde, chocolate, cola

e incluso en café descafeinado, al igual que en ciertos medicamentos como algunos remedios para el dolor de cabeza. Desafortunadamente, eliminar estas sustancias sólo en la segunda mitad del ciclo no parece ser la solución. Deben ser suprimidas por completo de tu dieta a fin de que percibas los beneficios. Es interesante notar que disminuir sólo la cantidad no parece tener el menor efecto. En este asunto, debes tomar medidas radicales. Algunas mujeres pueden beber cinco tazas de café al día sin experimentar problemas en los senos premenstrualmente. Otras pueden beber sólo una y eliminarla produce una clara diferencia en sus síntomas de seno. Todas somos únicas y, en realidad, se trata de cuán sensible seas a las metilxantinas.

Sugiero que elimines la cafeína gradualmente. No la cortes repentinamente, de la noche a la mañana porque, de hacerlo, sufrirías síntomas de abstinencia, como dolores de cabeza, temblores y calambres musculares. Es mejor disminuirla lentamente a lo largo de unas semanas. Comienza por tomar café descafeinado la mitad de tu ingesta total al día, luego cambia gradualmente a puro descafeinado. Entonces, sustitúyelo lentamente por bebidas, como tés herbales y cafés de grano. Así eliminarás también el descafeinado. La cafeína es uno de los tres estimulantes que contiene el café, de modo que incluso las marcas descafeinadas pueden incluir teobromina y teofilina, que afectarán en forma adversa tu nivel de azúcar en la sangre. Por otro lado, el café es una de las plantas más intensivamente fumigadas en el mundo, por lo que estarás ingiriendo en cada taza grandes cantidades de pesticidas y otras cosas desagradables. Todo esto afectará la función general de tu cuerpo y, en última instancia, tu SPM.

Fiona

Tenía 38 años cuando vino a verme quejándose de hipersensibilidad de senos en la segunda mitad de su ciclo. Le resultaba difícil dormir porque no conseguía acomodarse y no quería que su pareja la tocara porque le resultaba muy doloroso. Era una mujer muy pequeñita y sentía que sus senos crecían tanto premenstrualmente que se salían de toda proporción respecto a su talla y terminaba sintiéndose "pesadísima". Fiona tenía que usar incluso un *bra* de talla más grande en la segunda mitad de su ciclo.

Su salud era buena y en realidad no tenía más problemas que esta hipersensibilidad extrema y el crecimiento de los senos. Comentamos su estilo de vida y su dieta, y mencionó que podía beber más de diez tazas de café al día. Le comenté la relación entre el café y la incomodidad en los senos y, al principio, le resultó difícil creer que una sola cosa pudiera estar generando todo su problema. Le sugerí que eliminara el café gradualmente porque de lo contrario tendría terribles síntomas de abstinencia, como dolores de cabeza y temblores. Sustituyó la mitad de sus tazas acostumbradas por descafeinado durante la siguiente semana y poco a poco fue dejando el café durante el siguiente mes. Finalmente, llegó el momento de dejar incluso el descafeinado, puesto que contiene las metilxantinas implicadas en problemas de senos. Fue una buena manera de hacer la transición de diez tazas de café al día a ninguna.

> De modo gradual sustituyó el café por cafés de grano y tés herbales y, a lo largo de los siguientes tres meses, su problema desapareció por completo.

Come alimentos grasos

¿Parece una sugerencia extraña? El aceite es asociado tradicionalmente con la grasa, y si atendemos a los atemorizantes relatos en los medios de comunicación, la grasa es algo que no debería pasar entre nuestros labios. De hecho, la mayoría de las mujeres observan, o han observado, una dieta baja en o carente de grasa por sus beneficios para la salud, particularmente perder peso. Pero este mito extendido puede ocasionar más daño de lo que te imaginas.

En primer lugar y sobre todo, permíteme poner las cosas en claro: todos necesitamos grasas. Lo que cuenta es qué tipo. Las grasas saturadas no son buenas y comerlas puede desembocar en una amplia variedad de problemas de salud. Sin embargo, algunas son importantes y esenciales para la salud, más aún para una mujer con algún problema de salud, particularmente si está relacionado con las hormonas, como es el caso del SPM. A estas grasas esenciales se les conoce —cosa que no sorprende— con el nombre de ácidos grasos esenciales o AGE.

¿Padeces alguno de los siguientes síntomas, además de tus problemas premenstruales normales?

❀ Piel reseca.

⚘ Piel agrietada en los talones o en las yemas de los dedos.

⚘ Caída del cabello.

⚘ Cabello sin brillo.

⚘ Deficiente cicatrización.

⚘ Caspa.

⚘ Depresión.

⚘ Irritabilidad.

⚘ Uñas débiles o quebradizas.

⚘ Alergias.

⚘ Resequedad de los ojos.

⚘ Falta de motivación.

⚘ Articulaciones adoloridas.

⚘ Fatiga.

⚘ Dificultad para perder peso.

⚘ Alta presión arterial.

⚘ Artritis.

Todos ellos indican deficiencia en ácidos grasos esenciales, los cuales se encuentran en nueces, semillas y pescado graso. Estas grasas esenciales son un componente vital de todas y cada una de las células humanas y el cuerpo las necesita para equilibrar hormonas, recubrir células nerviosas, mantener flexibles piel y arterias, y caliente el cuerpo.

NOTA:

Algunos síntomas asociados con una deficiencia de AGE pueden ser ocasionados también por un desequilibrio tiroidal, por lo que vale la pena que tu médico te revise (véase también páginas 266-270).

Hay sustancias parecidas a las hormonas llamadas prostaglandinas constituidas por AGE. Las prostaglandinas están presentes en la mayoría de las células del cuerpo y han sido llamadas con diferentes letras y números, por ejemplo PGE1, PGE 2, PGF 2. Influyen en la contracción de los músculos lisos de vasos capilares, útero, intestinos y muchas otras partes del cuerpo. Ciertas prostaglandinas, PGE 2 y PGF 2, se asocian a dolores menstruales y a la endometriosis. (Para mayor información sobre este tema, véase mi libro *Nutritional Health Handbook for Women.*)

Prostaglandinas

La PGE 1 es la más relevante para los síntomas premenstruales. Equilibra el azúcar en la sangre y puede evitar los antojos desmesurados por alimentos dulces y el aumento de apetito, comunes en el SPM. Ayuda a regular la hormona prolactina, presente en la hipersensibilidad de senos, reduce la inflamación y previene la inadecuada coagulación de la sangre. Ayuda también a eliminar el exceso de agua porque tiene un efecto benéfico en los riñones. Este factor es crucial debido a que muchos síntomas de SPM están vinculados con la retención de líquidos.

El ácido graso esencial componente de la PGE 1 es el linoleico, que luego es convertido en GLA (ácido gama linoleico) y eventualmente en PGE 1. El linoleico se encuentra en las grasas poliinsaturadas.

Éstas pueden dividirse en dos tipos: aceites omega 6 (se encuentran en los de cártamo no refinado, maíz, sésamo y girasol, en nueces y semillas) y los omega 3 (en peces grasos y aceite de linaza). Los omega 6 contienen ácido linoleico, que se transforma en PGE 1. Desafortunadamente, sin embargo, otro tipo de prostaglandina, la PGE 2, puede ser producida a partir de los omega 6. La PGE 2 puede ocasionar inflamación e inadecuada coagulación de la sangre, y está asociada a periodos dolorosos y endometriosis.

Adelante encontrarás un diagrama de cómo se producen las prostaglandinas "buenas" y "malas".

La mejor manera es imaginar que los omega 3 y los omega 6 son dos trenes que corren a lo largo de varias vías. El 3 debe llegar a la estación PGE 3 y el 6 a la estación PGE 1. Si hubiese cualquier obstáculo en las vías del omega 6, el tren es redirigido hacia la estación PGE 2.

La PGE 3, producida a partir de los aceites omega 3, puede ser clasificada también como prostaglandina "buena" porque contribuye a reducir la inflamación y mejora la coagulación anormal de la sangre. En caso de SPM, es importante que haya una buena producción de PGE 1.

Alimentos que aumentan la producción de prostaglandinas "malas" (PGE 2)

Como puedes ver en el diagrama de la página 110, es muy importante que evites todos los alimentos con alto ácido araquidónico (AA). Tu cuerpo produce PGE 2 a partir de los AA, cuya principal fuente son los productos lácteos. Esto significa que debes eliminar, o al menos reducir, productos lácteos en cualquiera de sus formas, incluyendo leche, queso, queso cottage, yogur, mantequilla e incluso helados lácteos hasta que tu SPM esté bajo control. Entonces podrás consumir estos alimentos, pero con moderación. Los AA también están en la carne roja pero, y esto es interesante, a pesar de que su contenido de grasas saturadas es alto, lo es más en pollo y en pavo que en carnes rojas.

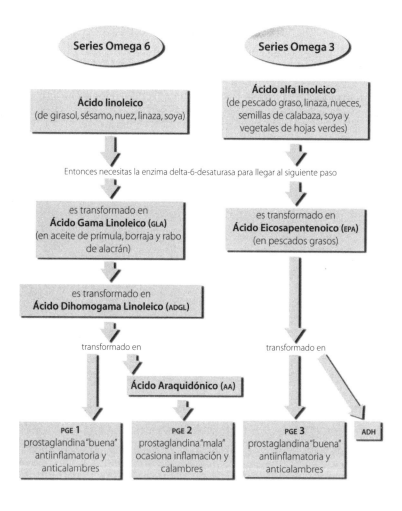

Producción de prostaglandinas buenas y malas

Como punto de partida, debes ajustar tu dieta de modo que comas más alimentos que echan a andar el proceso de producción de PGE 1. Tendrás que reducir también la ingesta de alimentos que llevan a tu cuerpo a producir demasiadas prostaglandinas negativas (PGE 2). Además de proporcionar a tu cuerpo alimentos que promueven la formación de prostaglandina benéfica, asegurarte que nada en tu dieta o estilo de vida impida a tu cuerpo transformar los alimentos correctos en prostaglandinas saludables.

A fin de eliminar los síntomas del SPM, come alimentos ricos en grasas esenciales, pero toma estos ácidos grasos en forma de complemento. Esto asegurará que obtengas el equilibrio correcto y corregir cualquier deficiencia.

Factores que pueden obstruir la conversión de grasas esenciales

A fin de comenzar el proceso curativo, tu cuerpo necesita convertir series omega 6, ácido linoleico (LA), en gama-linoleico (GLA). Se ha descubierto que muchas mujeres con SPM tienen un problema inherente que dificulta la conversión de ácidos grasos esenciales en GLA.[13]

Si tienes este problema y consumes gran cantidad de lácteos, sin duda terminarás con muy poca PGE 1 y demasiada PGE 2. Obviamente, cuando el equilibrio se arriesga en esa dirección, te vuelves mucho más propensa a padecer SPM e incluso, posiblemente, dolores o calambres menstruales.

A continuación, varios otros factores que pueden entorpecer la transformación del ácido linoleico en GLA: estrés, dieta alta en azúcar, grasas y margarinas saturadas y deficiencias en vitamina B6, magnesio y zinc. Una enzima llamada delta-6-desaturasa ayuda a tu cuerpo a lograr esta conversión (véase diagrama en página 110) y esta enzima requiere de B6, magnesio y zinc para realizar su función.

Las grasas monoinsaturadas (omega 9) no se clasifican como ácidos grasos esenciales, pero pueden mejorar tu salud. El aceite de oliva, por ejemplo, tiene gran contenido de grasas monoinsaturadas, que se cree disminuyen riesgos de ataques cardiacos y otros problemas circulatorios. Usa aceite de oliva o mantequilla para cocinar y freír puesto que son más estables cuando son calentados que los poliinsaturados (en aceites vegetales). Siempre que te sea posible, utiliza técnicas de cocimiento que no sea freír: hornear, cocer al vapor, rostizar y asar.

Los aceites pueden arruinarse fácilmente, por lo que es esencial que tengas cuidado cuando los elijas, almacenes y utilices. Si son calentados con una llama demasiado alta, permanecen a la luz solar o son reutilizados después de cocinar pueden perder sus efectos benéficos. Compra aceites vegetales no refinados prensados en frío o de oliva extra virgen. Varios supermercados venden ahora aceites orgánicos, mejores todavía porque no se ha utilizado sustancia química alguna en su producción. Desafortunadamente, los aceites estándar son manufacturados y extraídos utilizando sustancias químicas y calor, lo que destruye su calidad y contenido nutritivo. Almacena tu aceite lejos de la luz solar y no cedas a la tentación de reutilizarlo después de cocinar.

MARGARINA VERSUS MANTEQUILLA

El aceite vegetal hidrogenado forma parte de la lista de ingredientes que contienen la mayoría de las margarinas y también muchos alimentos rápidos: frituras y galletas. El proceso de hidrogenación (que, básicamente, vuelve a una grasa más sólida y untable) modifica las grasas insaturadas esenciales contenidas en el alimento en ácidos trans, asociados a toda suerte de problemas, como ataques cardiacos y la incapacidad para absorber las grasas esenciales.[14]

Por esta razón, recomiendo usar mantequilla, particularmente el tipo orgánico, o margarina no hidrogenada, que puedes conseguir en tiendas de alimentos saludables, en lugar de la margarina ordinaria. Aun cuando ésta es manufacturada a partir de grasas poliinsaturadas, estas grasas "buenas" se convierten en "grasas trans" en el proceso de hidrogenación. Las trans tienen una cualidad artificial que dificulta su eliminación por tu cuerpo. También le dificultan producir las prostaglandinas "buenas" a partir de lo que comes. ¿Por qué poner tu cuerpo bajo la presión extra de lidiar con una sustancia que en realidad no necesitas?

Grasas saturadas

Las grasas saturadas no son esenciales para tu salud; de hecho, puedes prescindir de ellas. Provienen principalmente de animales y están contenidas en carne, huevos y productos lácteos. También en aceites tropicales, como los de palma y coco. Las grasas saturadas pueden ser nocivas para tu salud, especialmente cuando son consumidas en grandes cantidades. Para empezar, pueden contribuir a ganar peso. Mientras más saturada más difícil es digerirla, por lo que se almacena en el cuerpo. Mantequilla, aceites de coco y de palma son las más fácilmente asimilables por el cuerpo y menos dañinas. Las grasas de la carne de res, cordero y puerco son las más difíciles de digerir porque se endurecen a la temperatura corporal.

Las saturadas pueden bloquear también otros nutrientes. Interfieren la absorción de ácidos grasos esenciales, necesarios para eliminar el SPM.

Las grasas saturadas en carnes rojas y de aves producen prostaglandinas. Pero no las saludables que se convierten en ácidos grasos esenciales (véase página 109), tan importantes para aliviar síntomas premenstruales.

Alcohol

Mientras modificas tu dieta a fin de controlar tu SPM, es vital que tu ingesta de alcohol sea muy baja o la suspendas por completo. Un par de unidades (dos vasos de vino) a la semana es el máximo que deberías beber mientras vences tu SPM. ¿Por qué? En primer lugar, dejas descansar a tu hígado a fin de que pueda desintoxicar y excretar tus hormonas en forma eficiente. En segundo lugar, el alcohol puede ocasionar fluctuaciones en tu nivel de azúcar, algo que debe ser controlado para tratar con éxito el SPM. El alcohol es, básicamente, un carbohidrato líquido que entra al torrente sanguíneo muy rápidamente porque, como es evidente, no contiene fibra que alente el proceso. Al entrar en el torrente, aumenta la secreción de insulina, lo que ocasiona disminución del azúcar en la sangre.

El alcohol le cobra su cuota al hígado (véase páginas 133-35) y puede disminuir su capacidad para desintoxicar tu sistema eficientemente, lo cual constituye una de sus principales funciones. Asimismo, contribuye a desequilibrar el nivel de azúcar en la sangre y actúa como un antinutriente, porque bloquea el valor nutricional de los alimentos al reducir drásticamente vitaminas y minerales. El alcohol puede interferir con el metabolismo de los ácidos grasos esenciales que, como hemos visto, son absolutamente cruciales para controlar tu SPM. Además, el alcohol está lleno de calorías vacías: un solo vaso de vino contiene cerca de 100 mientras una cerveza proporciona 200.

Quizá te preguntes qué relación tiene esto con lo que sabes a propósito del vino rojo: es bueno para nuestra salud. La mayoría hemos escuchado esta paradoja. Los franceses comen posiblemente más grasa saturada, por ejemplo en carne y queso, que los ingleses y, sin embargo, su tasa de enfermedades cardiacas es sustancialmente más baja. La razón de esta aparente anomalía es que las uvas contienen un antioxidante llamado resveratrol, que disminuye la viscosidad de las plaquetas de la sangre y evita que los vasos capilares se estrechen. El resveratrol está principalmente en la piel de las uvas, por lo que parece que el vino tinto es más efectivo que el blanco. El tinto se produce a partir de la uva entera, incluyendo piel y semillas, mientras el blanco sólo está hecho de la carne de la uva. Algunos científicos han comparado el efecto de los vinos tintos alcohólicos y no alcohólicos y encontraron que éstos son los que en realidad resultan buenos para el corazón.[15]

Una vez que elimines tus síntomas premenstruales, lo mejor es beber alcohol con moderación y de preferencia sólo los fines de semana o en ocasiones especiales. No lo bebas cada noche y, cuando lo hagas, no tomes más de dos vasos de vino o una cerveza cada vez.

Fitoestrógenos

Son, literalmente, estrógenos vegetales; en otras palabras, plantas con efecto estrogénico. Puede sonar extraño sugerir el consumo de estrógeno suplementario, incluso en forma natural, dado que una teoría predominante sugiere que demasiado ocasiona el SPM. Sobre esta base, ¿no sería seguro que estrógeno extra empeorara la situación?

Sin embargo, estos fitoestrógenos tienen un efecto muy interesante en el cuerpo. Pueden incrementar los niveles de estrógenos cuando están bajos y reducirlos en caso contrario.[16] Esto parece explicar por qué disminuyen los bochornos en mujeres menopáusicas (que se supone se relacionan con falta de estrógenos), pero también la incidencia del cáncer de seno (que puede ser ocasionado por un problema con los estrógenos).

Dicho efecto de equilibrio sobre los estrógenos los hace ideales en el tratamiento del SPM. Debido a que los investigadores sencillamente no consiguen ponerse de acuerdo en si es ocasionado por altos niveles de estrógeno e inadecuada progesterona, por inadecuados estrógenos o por una combinación de ambos, queda claro que un tratamiento diseñado para atender todas estas circunstancias no sólo es útil sino esencial.

Cuando das a tu cuerpo las herramientas correctas —en este caso, comida—, él solo restablece el equilibrio. Ni siquiera debes saber dónde está el desequilibrio. Si no te sientes bien durante la semana previa a tu periodo, es que hay un desequilibrio fundamental.

Los fitoestrógenos se encuentran en casi todas las frutas, vegetales y cereales, pero son más benéficos bajo la forma de isoflavonas, esto es, en verduras o legumbres como soya, lentejas, garbanzos, etcétera. Los frijoles son fáciles de cocinar y deliciosos cuando se añaden a ensaladas y sopas. La mayoría (aunque no las lentejas) deben remojarse, en ocasiones durante toda la noche, antes de ser cocinados. Alternativamente, puedes comprar frijoles orgánicos enlatados. El humus está hecho de garbanzos y puede conseguirse ya preparado.

Otro aspecto interesante de los fitoestrógenos es que contribuyen a la producción de SHBG (por sus siglas en inglés; globulina transportadora de hormonas sexuales),[17] proteína producida por el hígado que compacta las hormonas sexuales, como los estrógenos y la testosterona, a fin de controlar las cantidades que circulan en la sangre en cualquier momento. Si tienes la cantidad correcta de SHBG, habrá un equilibrio en las hormonas de tu cuerpo.

La idea de utilizarla para tratar el SPM fue puesta a prueba por un estudio publicado en 2000. Se pidió a un grupo de mujeres seguir una dieta vegetariana baja en grasas. Los in-

vestigadores encontraron que sus niveles de SHBG aumenta-
ban y su SPM se reducía significativamente mientras observa-
ron la dieta: menores cambios de humor y menor retención
de líquidos. Más aún: el nivel incrementado de SHBG desem-
bocó en una reducción tanto de la intensidad como de la
duración de los dolores menstruales.[18]

Es notable que esta dieta vegetariana baja en grasas
—frijoles, vegetales, legumbres y fruta— es mucho más parecida a la forma tradicional de comer que a nuestra dieta
del siglo XXI. Y eliminar el queso y otros productos lácteos,
altos en grasas, significa que no se produzcan prostaglandinas "malas", que son, por supuesto, de las principales causas
de dolores menstruales y otros problemas relacionados con
las hormonas.

Debido a que estos fitoestrógenos equilibran tus hormonas, es importante incluirlos en tu dieta. Se ha mostrado que
también pueden ayudar a que tus periodos sean más leves y
a alargar el ciclo femenino en las mujeres que lo tienen demasiado corto.[19] De modo que no sólo contribuirán a eliminar los síntomas del SPM sino también a que tus periodos
sean más cómodos.

Aportan otros beneficios: el frijol de soya contiene al menos cinco componentes que, se cree, inhiben el cáncer. La
mayor parte de las investigaciones se han concentrado en el
de mama, principalmente porque entre las japonesas disminuye a un sexto la tasa de este cáncer comparado con el de
mujeres occidentales. Parece que cuando las japonesas se
mudan a Occidente, su tasa iguala la de mujeres occidentales.[20] La mayoría de las asiáticas tampoco experimentan la
incomodidad premenstrual en senos.

Parece que estos fitoestrógenos se acoplan con los receptores de estrógenos en las células de los senos. Y a pesar de
que son una fuente de estrógeno, probablemente resultan demasiado débiles para estimular a dichas células. Lo que parece ocurrir es que estos estrógenos débiles *bloquean* a los
receptores de estrógeno e impiden que se desarrolle cáncer.

Además de beneficiar a las hormonas, también tienen un
efecto positivo en tu salud cardiovascular. Algunos estudios
han mostrado que la soya puede disminuir el nivel de colesterol, particularmente el "malo" (LDL).[21]

LINAZA

Contiene ambos ácidos grasos esenciales (AGE omega 3 y
omega 6), absolutamente relevantes para combatir el SPM
(véase páginas 108-109). Contiene además fitoestrógenos
(estrógenos que se encuentran naturalmente en las plantas), por lo que debe ser incluida en tu dieta diaria. La ingesta de 10 g de linaza al día incrementa la regularidad
del ciclo y mejora la ovulación.[22] Puedes tomar también
aceite de linaza como complemento (véase páginas 235-
236).

La variedad es la clave de una dieta saludable. Los fitoestrógenos se encuentran también en ajo, apio, semillas (la linaza, como muestra el recuadro, de sésamo y girasol); granos
como arroz y avena; ciertas frutas y vegetales, como alfalfa y
frijol mungo, y en hierba: salvia, hinojo, perejil. Para mayor
información sobre los diferentes tipos de fitoestrógenos (isoflavonas, lignanos y coumestans) y llevar una dieta saludable

con estos alimentos, véase mi libro *Natural Alternatives to HRT Cookbook.*

Alimentos modificados genéticamente

Se trata del misterio a resolver por antonomasia, y lo he comentado en detalle en el libro arriba citado. Supone modificar el ADN de una planta o animal. Incluso abogados de la patente del proceso admiten que desvía el proceso evolutivo natural, y no sabemos todavía cuál podría ser su costo. Por esa razón, sugiero que evitemos comprar, comer y utilizar productos modificados genéticamente. Mantente apegada a los productos orgánicos: éstos no son genéticamente modificados.

Sal

En general, la mayoría de las personas toma demasiada sal, lo que incrementa su retención de líquidos. En el capítulo 10 ofrezco recomendaciones para eliminar este problema pero, sin duda, debes vigilar la cantidad que estás comiendo y hacer los cambios necesarios.

El problema es que la sal está "escondida" en un amplio rango de alimentos, sobre todo en los que se ofrece a quienes buscan perder peso: a los productos cuyo contenido de grasa es reducido, a menudo se añade más sal para que sigan siendo sabrosos. Una mayor ingesta puede significar que llevemos a cuestas alrededor de 1.8 kg de más por retención de líquidos.

La Organización Mundial de la Salud recomienda que no comamos más de 6 g (una cucharadita) de sal al día. Sin embargo, la mayoría come alrededor de 9 g; es fácil consumir demasiada sin darse cuenta. Una hamburguesa en un bollo puede contener 6 g; dos rebanadas de pan integral, 1.2, y una rebanada de pizza de queso y tomate, 5.3. Dos rebanadas de pan contienen más sal que un paquete de frituras.

Consejos para reducir la ingesta de sal

* Utilízala sólo para cocinar; no la añadas a los alimentos en la mesa. Algunas personas tienen el hábito de rociar de sal su comida sin siquiera haberla probado.
* Usa otros saborizantes al preparar tus alimentos, como hierbas, ajo o limón, prueba un producto bajo en sales o salsa de soya sin trigo con moderación.
* Lee las etiquetas. Muchos alimentos enlatados y procesados tienen un alto contenido de sal, incluidos algunos que pueden sorprender, como vegetales. Si compras atún enlatado, por ejemplo, elige marcas empacadas con aceite de girasol o agua en lugar de salmuera. Si compras frijoles en agua salada, asegúrate de escurrirlos. Es mejor evitar todos los alimentos procesados a fin de controlar la cantidad de sal que se les añade.

Alimentos lácteos

No son recomendables para mujeres con spm. Hay varios problemas asociados con queso, leche, mantequilla y yogur. En primer lugar y por encima de todo, la mayoría de los lácteos tienen un alto contenido de grasas saturadas (véase páginas 113-114), que provocan diversos problemas. En segundo lugar, los productos lácteos pueden interferir con la capacidad de tu cuerpo para producir prostaglandinas "buenas" (véase páginas 109-110), cruciales para controlar el SPM y particularmente la hipersensibilidad de senos.

Demasiados lácteos pueden bloquear la absorción de magnesio, mineral clave en cuanto al SPM. Quizá recuerdes que algunos estudios de mujeres con SPM muestran niveles más bajos de magnesio. Finalmente, evita cualquier cosa que dificulte la ingesta de un mineral vital. El magnesio es especialmente importante cuando tus síntomas están asociados con ansiedad, tensión y cambios de humor.

Quizá te inquiete tu ingesta de calcio si evitas los productos lácteos. No te preocupes. Hay muchos otros alimentos con altos niveles de calcio, entre ellos semillas de sésamo, vegetales de hojas verdes, frutos secos (especialmente nueces de Brasil y almendras), pescado (sobre todo el salmón enlatado, pues contiene los huesos), berro, higo, brócoli y algas marinas. Y añade un buen complemento vitamínico y mineral (véase página 183) a tu dieta diaria: te asegurarás de obtener niveles "seguros" de este mineral clave y de otras vitaminas y minerales importantes para tu cuerpo.

De modo que mantén tu ingesta de lácteos al mínimo. Cualquier producto lácteo deberá ser orgánico, lo que significa libre de los nocivos efectos de antibióticos y otras sustancias químicas, muchas de las cuales pueden exacerbar problemas de salud. El mejor es el yogur. Cuando contiene un cultivo vivo, como el lactobacillus acidophilus o bifidus, puede ser enormemente benéfico. Esta bacteria "saludable" es un habitante natural del intestino y clave en el sistema inmunológico, pues mantiene a raya a bacterias e invasores no saludables, como hongos y virus que puden provocan infecciones. Los yogures "vivos" contienen normalmente cultivos, pero su envase puede señalarlo en una gran variedad de formas: "bio", por ejemplo, usualmente significa "vivo" y contendrá lactobacillus. Cuando los yogures son tratados con calor, pierden su cultivo original, por lo que no experimentarás beneficio alguno al comerlos. En forma similar, los yogures de fruta con altos contenidos de saborizantes artificiales o azúcar pueden ser bajos o de plano desprovistos de bacteria saludable. Siempre que te sea posible, prefiere los yogures naturales, orgánicos y vivos, y añádeles fruta fresca y quizá miel para darles sabor.

Evita las bebidas que aseguran contener "bacteria amigable". Algunas marcas son mejores que otras, pero las que contienen azúcar deberían quedar fuera de tu menú. Si las bebes, sólo conseguirás exacerbar cualquier problema de azúcar en la sangre en lugar de añadir bacteria saludable a tu dieta.

Tu plan de alimentación saludable

El propósito de este plan es mantener en equilibrio el azúcar en tu sangre, asegurarte de que ingieres suficientes ácidos grasos esenciales, proporcionarte una buena fuente de fitoestrógenos e incluir todos los alimentos que fortalecen tu salud y bienestar.

Además de comer bien, debes asegurarte de hacerlo poco y a menudo. No dejes pasar más de tres horas sin alimento y, si antes de ese lapso comienzas a sentirte torpe o mareada, no vaciles en comer.

Hacerlo bien para mantener en equilibrio el azúcar en tu sangre no es difícil. De hecho, apenas requiere mejorar tus carbohidratos tomándolos en su forma más natural e integral, y observar lo que comes.

REVISIÓN DEL AZÚCAR EN LA SANGRE

1. ¿Te sientes completamente despierta durante los primeros veinte minutos luego de levantarte?
2. ¿Necesitas té, café o un cigarro para comenzar a funcionar por la mañana?
3. ¿Te gustan realmente los alimentos dulces?
4. ¿Tienes antojos desmedidos pan, cereal, palomitas de maíz o pasta?
5. ¿Sientes que "necesitas" una bebida alcohólica la mayoría de los días?
6. ¿Tienes sobrepeso y no puedes eliminar los kilos extra?
7. ¿Tienes a menudo bajas repentinas de energía durante el día o después de los alimentos?
8. ¿Tienes cambios de humor a menudo o dificultad para concentrarte?
9. ¿Te mareas o estás irritable si pasas seis horas sin comer?
10. ¿Encuentras que sobrerreaccionas con frecuencia al estrés?
11. ¿A menudo te pones inesperadamente irritable, enojada o agresiva?

12. ¿Tu nivel de energía es menor ahora de lo que solía ser?

13. ¿Mientes alguna vez sobre la cantidad de dulces que comes?

14. ¿Guardas alguna vez una reserva de dulces a mano?

15. ¿Sientes que nunca podrías renunciar al pan?

Si respondiste "Sí" a ocho o más de las preguntas anteriores, entonces es bastante probable que el azúcar en tu sangre esté fluctuando marcadamente durante el día, lo que te hace propensa al SPM. (Las preguntas anteriores son reproducidas con el amable permiso de Patrick Holford, autor de *The 30 Day Fat Burner Diet*.)

Los mejores consejos para comer sanamente

* Carbohidratos no refinados incluyendo pan de trigo integral, papas, arroz marrón, mijo, avena, centeno, etcétera.

* Diluye el jugo de fruta puro. Un vaso de jugo de naranja podría contener el de más de ocho naranjas. ¡Es obvio que materialmente no te sentarías a comer ocho naranjas al hilo! El jugo de fruta puro está muy concentrado y no conserva nada de fibra natural. Por esta razón, tendrá un efecto directo en tu nivel de azúcar en la sangre. Aun cuando es ciertamente más saludable y menos severo que el azúcar ordinaria, sigue siendo mejor diluir el jugo, y beber más de manzana que de

naranja. Y varía tu ingesta de jugo. Que elijas distintos te asegurará un buen rango de nutrientes vitales.

- Desayuna, aunque sea poco. Una papilla de avena es una elección saludable, una buena forma de ingerir carbohidratos complejos y porque es rica en vitaminas B, que protege tu sistema nervioso.

- Toma alimentos pequeños con no más de tres horas de separación.

- Reduce, y preferiblemente evita, todos los estimulantes: té, café, chocolate, nicotina y bebidas enlatadas que contengan cafeína.

- No comas carbohidratos refinados. Evita lo "blanco" en general. Recuerda que la harina blanca está en muchas cosas, pasteles, galletas, tartaletas y pan blanco.

- No comas azúcar ni alimentos azucarados, chocolates, dulces, galletas, tartaletas y refrescos.

- Come menos fruta seca. Esto es importante: si está seca el agua ha sido eliminada, por lo que el azúcar está más concentrada. Así, el efecto sobre tu nivel de azúcar en la sangre es más intenso. Podrías mezclar nueces con fruta seca, lo que aceleraría la reacción por haber añadido proteína.

- Ingiere por lo menos cinco porciones de frutas y vegetales al día.

- Cuando comas proteína animal, como pescado, sólo ingiere la cantidad que cabría en la palma de tu mano en cualquiera de tus alimentos.

Lista de compras

Incluye los alimentos listados abajo en tus compras y prescinde de cualquier cosa con azúcar, cafeína, endulzantes artificiales, preservadores, aditivos y precocinados en general. Compra alimentos orgánicos siempre que sea posible. Si tu presupuesto es limitado y no estás segura de cuáles comprar, busca granos orgánicos en forma de papillas, arroz marrón y pan integral. Aun si en tu dieta no fueran sino sólo éstos la parte orgánica, podrías lograr una gran diferencia. Los granos son muy pequeños, por lo que pueden absorber más pesticidas que otros alimentos.

Recuerda que los productos orgánicos, como zanahorias y papas, no tienen que ser pelados. La mayoría de los nutrientes en vegetales y frutas están concentrados justo bajo la piel. Sólo lávalos y tállalos cuidadosamente y prepáralos como acostumbras.

* Muchos vegetales y frutas frescos.
* Arroz marrón, avena, mijo, integrales, etcétera.
* Pasta de trigo integral.
* Harina integral.
* Pan integral, pan de centeno, frituras.
* Leguminosas como lentejas, frijoles aduki, garbanzos, habas, etcétera.
* Sal marina o roca (la de mesa comercial tiene químicos que se le añaden para que fluya libremente).
* Nueces y semillas.
* Pescado.

❀ Productos lácteos orgánicos con moderación, incluyendo yogur natural.

❀ Huevos orgánicos.

❀ Fruta seca con moderación (pasitas, albaricoques, dátiles, uva pasas, etcétera).

❀ Mantequilla y/o margarina no hidrogenada.

❀ Aceites vegetales no refinados y prensados en frío, como los de sésamo y girasol (elige aceite de oliva extra virgen para cocimiento ligero).

❀ Sustitutos de café, como achicoria.

❀ Tés alternativos, como de hierbas, frutales, verde (con moderación, puesto que contiene una pequeña cantidad de cafeína), Rooibosch (té sudafricano sin cafeína).

❀ Jugos de fruta puros no endulzados. Evita aguas minerales saborizadas, bebidas preparadas con concentrados y refrescos.

❀ Un poco de miel, jarabe de arce, malta de cebada o jugo de manzana concentrado para endulzar.

Si deseas conocer algunas maneras interesantes de cocinar con estos ingredientes naturales, acude a mi libro *Natural Alternatives to HRT Cookbook.*

Capítulo 6

Cambios en el estilo de vida

Cambiar tu dieta tendrá un efecto decisivo en cómo te veas y sientas, y es la única clave en verdad irremplazable para controlar y curar el SPM. Sin embargo, otros factores afectan tu cuerpo, su funcionamiento y respuesta a estímulos externos que pueden exacerbar el SPM en mujeres susceptibles.

Sabemos, por ejemplo, que el ejercicio es extremadamente importante en un estilo de vida sano, pero tal vez no seas consciente de que también afecta tu SPM. Ocurre lo mismo con el sueño y otros aspectos. Adoptar hábitos saludables en nuestra vida puede asegurar que alcancemos y mantengamos una salud óptima, y que nuestro cuerpo funcione eficientemente para enfrentar las demandas de la vida cotidiana moderna. No hay mejor manera de superar el SPM de una vez y para siempre que asumiendo cambios hacia nuestro bienestar.

Es sabido que el equilibrio hormonal de tu cuerpo, y más generalmente el físico, se ven directamente afectados por el ambiente. En particular, debes estar alerta a un grupo de estrógenos extraños conocidos como "xenoestrógenos".

Los xenoestrógenos

Si tratas de recuperar tu salud física y eliminar tu spm, debes asegurarte de que no ingresen a tu cuerpo hormonas desde el exterior que podrían descomponer tu equilibrio. Desafortunadamente, esto es cada vez más difícil: ahora estamos expuestas a estrógenos del medio ambiente.

Los xenoestrógenos son sustancias químicas parecidas a los estrógenos, presentes en algunos pesticidas o plásticos. Estos "estrógenos extraños" tienen un efecto drástico en la vida natural. Por ejemplo, algunos peces están desarrollando órganos sexuales masculinos y femeninos; los caimanes macho están feminizándose, con niveles hormonales alterados, a tal grado que la reproducción les resulta difícil. No hay duda de que todos somos afectados por los xenoestrógenos, y posiblemente estén en el origen de muchos problemas hormonales femeninos, incluido el spm.

Los xenoestrógenos se acumulan en la grasa corporal y afectan a hombres y mujeres en forma diferente. Las personas con sobrepeso tienden a tener concentraciones más altas porque son lipofílicos, amantes de la grasa.

Los niveles en aumento de los xenoestrógenos coinciden con una entronización más temprana de la pubertad en las niñas, como ya mencioné en este libro. Al cambiar el siglo, la edad promedio para entrar a la pubertad era los quince años. Ahora, niñas de ocho desarrollan senos y vello púbico. Se ha encontrado que las niñas pueden entrar a la pubertad casi un año antes si sus madres tenían niveles más altos de dos sustancias químicas, PCB y DDT, cuando estaban embarazadas.[1] Esta temprana pubertad aumenta el número de ciclos de una mujer en su vida e incrementa la posibilidad de desarrollar SPM.

¿Cómo evitas los xenoestrógenos? He aquí varias formas de hacerlo:

* Hay 3 900 marcas de insecticidas, herbicidas y fungicidas aprobadas para su uso, y algunas frutas y verduras son rociadas hasta diez veces antes de llegar a los supermercados.

* Evita, tanto como te sea posible, alimentos y bebidas en contenedores de plástico o envueltos en este material. No almacenes alimentos grasos, como queso o carne, en envoltura de plástico. Como los xenoestrógenos son lipofílicos, tenderán a migrar hacia alimentos con alto contenido de grasa. Quítales la envoltura de plástico en cuanto puedas.

* Reduce tu ingesta de grasas saturadas, por dos razones: al comerlas almacenas grasa que atrae a los xenoetrógenos, y es probable que la que comas contenga xenoestrógenos del ambiente animal.

* No calientes alimentos envueltos en plástico, especialmente en el horno de microondas.

* Aumenta tu ingesta de fibra (véase páginas 99-100) para prevenir sustancias químicas estrogénicas en tu torrente sanguíneo.

◉ Come más crucíferas, como brócoli, colecitas de Bruselas, calabaza y coliflor. Contienen un alto nivel de una sustancia llamada indole-3-carbinol, que evita que el estrógeno tóxico sea absorbido por tu cuerpo y, al mismo tiempo, estimula su eliminación.

◉ Come fitoestrógenos (véase páginas 116-119), como soya, garbanzos y lentejas, que pueden reducir las formas tóxicas de estrógeno en tu cuerpo.

◉ Compra productos de limpieza para tu casa "naturales" a fin de reducir sustancias químicas potencialmente xenoestrogénicas en tu hogar.

◉ Usa papel de baño natural; esto es particularmente importante para frotar tu piel.

Fumar

Quizá te preguntes por qué traigo a colación el cigarrillo en el contexto del SPM. Ciertamente los problemas asociados con fumar son bien conocidos e incluyen el riesgo de cáncer pulmonar y enfisema, así como daño al desarrollo del bebé durante el embarazo.

Pero lo que tal vez no sabes es que fumar tiene un efecto extremadamente negativo en tus hormonas: reduce tus niveles de estrógenos. Fumar se ha vinculado con la infertilidad en mujeres[2] y puede promover una menopausia precoz debido a que disminuye los estrógenos a niveles registrados en mujeres menopáusicas.[3]

Desgraciadamente, hay más aún. El tabaco contiene más de cuatro mil compuestos, entre los que destacan: monóxido de carbono, óxido de nitrógeno, amonia, hidrocarbonos aromáticos, cianuro de hidrógeno, clorhidrato de vinilo, nicotina, plomo y cadmio.

A partir del examen mineral que he practicado a varias mujeres fumadoras (véase páginas 278-281), puedo afirmar que presentan un alto nivel del metal tóxico llamado cadmio, el cual impide el aprovechamiento del zinc, mineral especialmente importante para la salud del sistema reproductivo. Una vez que dejes de fumar, es bueno que tomes antioxidantes, como vitamina C, para eliminar el cadmio acumulado.

Cuando tratas de mantener en equilibrio tu nivel de hormonas, es muy importante eliminar todo lo que, como el tabaco, amenaza ese delicado equilibrio. Si necesitas ayuda para dejar de fumar, la acupuntura y la hipnoterapia podrían serte útiles. Te sugiero que evites los parches y chicles de nicotina, pues podrías volverte adicta a ellos.

TU HÍGADO

El hígado, la glándula más grande de tu cuerpo, es tu unidad de eliminación de desperdicios, no sólo para toxinas, deshechos, drogas y alcohol, sino también para las hormonas. Cuando el hígado no funciona en forma eficiente, pueden acumularse hormonas viejas después de cada ciclo menstrual. Y, a menos que sean desactivadas por el hígado, pueden volver al torrente sanguíneo y ocasionar desequilibrios hormonales.

El hígado se enfrenta a los estrógenos a fin de eliminarlos del cuerpo de manera segura. Como comentamos en la página 55, los estrógenos no son una hormona sino un grupo de ellas, entre las que se cuentan estradiol, estrona y estriol. Los estrógenos son secretados por los ovarios como estradiol y el hígado lo metaboliza en estrona y estriol. La capacidad del hígado para transformar eficientemente el estradiol —el estrógeno más carcinógeno— en estriol es relevante porque éste es el estrógeno más seguro y menos activo.

El hígado realiza otras funciones que influyen en tus síntomas y tu salud general. Entre sus muchas tareas está almacenamiento y filtración de la sangre, secreción de bilis y numerosas funciones metabólicas, como convertir azúcares en glicógeno, la forma en que los carbohidratos son acumulados en tu cuerpo. También juega un papel vital en el metabolismo de grasas para que sean descompuestas adecuadamente y produzcan energía. El hígado contribuye también a optimizar la función tiroidea.

PARA MANTENER SANO TU HÍGADO

Además de evitar sustancias que ponen en riesgo las funciones de tu hígado, como alcohol, grasas saturadas y azúcar refinada, también puedes ingerir sustancias que estimulen esas funciones. Las vitaminas B son especialmente importantes para que el hígado convierta el estradiol en el menos dañino estriol.

El cardo mariano (*Silybum marianum*) es una hierba excelente para el hígado. Varios estudios han demostrado que aumenta el número de nuevas células hepáticas que reemplazan a las dañadas.[4] El diente de león (*Taraxacum officinale*) también es útil, pues mejora la función hepática y contribuye a la desintoxicación general y la eliminación de hormonas.

Un buen complemento vitamínico y mineral (véase página 183) es esencial para que cuentes con todos los nutrientes —zinc, calcio y vitaminas B— que necesita tu hígado a fin de asegurar su eficiente funcionamiento. También son importantes las vitaminas antioxidantes, como C, E y el beta caroteno. Y deberías tomar vitamina C, además del complemento vitamínico y mineral, para asegurarte niveles adecuados en tu sangre.

Estrés

Sin duda alguna, el estrés subyace en muchas condiciones de salud de la era moderna, por lo que no sorprende su influencia en el SPM. Como comentamos en la página 86, las glándulas suprarrenales liberan adrenalina cuando baja el nivel de azúcar en la sangre. También lo hacen como parte del mecanismo "huye o lucha" cuando estamos estresados. Esto tiene un efecto dramático sobre el sistema hormonal femenino, y nuestro cuerpo es incapaz de usar la progesterona en forma adecuada en la segunda mitad del ciclo cuando la adrenalina está presente. ¿El resultado? Síntomas premenstruales.

Nuestro estilo de vida moderno supone muchas situaciones estresantes: embotellamientos de tránsito, medios de transporte retrasados, citas a las que no se llega, preocupaciones financieras, trabajo, responsabilidades familiares y la simple vida cotidiana a un ritmo frenético. Cuando estamos estresados, liberamos adrenalina casi constantemente, y su efecto puede ser enorme. El corazón se acelera y las arterias se constriñen para elevar la presión arterial. Nuestro hígado libera inmediatamente la glucosa almacenada para emergencias hacia el torrente sanguíneo a fin de proporcionar energía instantánea para luchar o para huir. La digestión se suspende porque la energía que requiere es redirigida hacia otro lado. La capacidad de coagulación de nuestra sangre aumenta también en previsión de posibles heridas.

En tiempos prehistóricos, la respuesta de la adrenalina era necesaria ante una situación peligrosa; sin embargo, una vez que ésta disminuía, sus niveles volvían a la normalidad en cuestión de minutos.

El problema con nuestro estilo de vida moderno es que percibimos amenazas casi en todo momento, lo que significa que constantemente liberamos adrenalina y que ésta nos afecta todo el tiempo. Podemos, por ejemplo, estar en medio de un embotellamiento de tránsito, cada vez más y más estresados, mientras tratamos de comer nuestro almuerzo. Y nos quedaremos sentados, hechos unos energúmenos, incapaces de emprender acción alguna —huir o luchar— como habríamos hecho en el pasado en respuesta a una situación de peligro. Aún más, estos periodos en los que la adrenalina inunda nuestro cuerpo se prolongan demasiado, en ocasiones por horas. Así, tal vez intentemos comer nuestro almuerzo mientras la digestión sigue suspendida y, lo que es más peligroso, el riesgo de un infarto o un ataque al corazón habrá aumentado dramáticamente, pues el tiempo de coagulación de nuestra sangre será también mayor. Como no estamos obteniendo energía de nuestros alimentos, nuestro nivel de azúcar comenzará a bajar, lo que significa que podríamos estar literalmente "funcionando sólo con adrenalina", lo cual ocasiona más y más estrés, hasta el punto de no poder soportarlo.

Se sabe, y esto es interesante, que las mujeres con SPM perciben los factores cotidianos más estresantes en la etapa premenstrual y menos después de la menstruación que las mujeres sin SPM; y otras con síntomas premenstruales tienden a experimentar más estrés general que quienes no lo tienen.[5] Esto puede ser resultado de toda esa adrenalina acumulada que inunda nuestro cuerpo.

El estrés puede afectar directamente tu sistema reproductivo. Mujeres que atraviesan por un duelo o algún otro trauma dejan de tener periodos.[6] También podemos liberar hormona prolactina bajo estrés, y se sabe que esto agrava la hipersensibilidad de los senos y puede asociarse también a la depresión. A propósito de esta relación, se ha descubierto que la hierba de San Juan (*Hypericum perforatum*), cuyos efectos sobre la depresión están bien documentados (véase páginas 195-196), ayuda a disminuir los niveles de prolactina.[7]

Tu sistema inmunológico puede ser puesto en riesgo bajo estrés. Te volverás más propensa a infecciones y también te resultará difícil vencerlas. En algunas ocasiones, pueden persistir por semanas.

Las suprarrenales y el estrés

Son responsables de liberar adrenalina mediante bombeo en respuesta al estrés o cuando los niveles de azúcar en la sangre son bajos. Sin embargo, su función es mucho mayor. Las glándulas suprarrenales, asentadas en la parte superior de los riñones, están constituidas por médula y corteza. La médula produce adrenalina, mientras la corteza, estimulada por hormonas que provienen de la pituitaria, produce tres tipos de hormonas absolutamente vitales para controlar los síntomas premenstruales: cortisol, aldoesterona y hormonas sexuales: estrógenos y testosterona.

El cortisol contribuye a controlar el metabolismo de grasas, proteínas y carbohidratos. En su oportunidad, a la producción de energía, de la hormona tiroides y al fotalecimiento de nuestro sistema inmunológico. El cortisol tiene diferentes niveles durante el día. Este ritmo es tan relevante como la cantidad que producen tus glándulas suprarrenales. El cortisol debería estar en su máximo nivel por la mañana y en el mínimo por la noche: un ritmo lógico según se requiere más alto cuando emprendes tus tareas diarias y más bajo al acostarte.

Cuando estás bajo estrés, el ritmo normal de tus hormonas puede ser alterado. En particular los niveles de cortisol y, en ese caso, el cuerpo podría resultar afectado de varias maneras. Los bajos niveles de energía pueden ser ocasionados por un ritmo suprarrenal anormal, particularmente si te resulta difícil levantarte por la mañana.

Somos más propensos a la osteoporosis si las glándulas suprarrenales trabajan de más, puesto que niveles excesivamente altos de cortisol impedirán el adecuado desarrollo de los huesos. Y, como hemos visto, el sistema reproductivo es muy susceptible al estrés, lo que puede ocasionar que tus periodos se suspendan, o se vuelvan irregulares u ocasionen SPM. Tu sistema inmunológico y la función de la tiroides (véase páginas 266-270) pueden, asmimismo, estar en riesgo si las suprarrenales no realizan su trabajo en forma adecuada.

ÍNDICE DE ESTRÉS

Actualmente es posible conocer tus niveles de estrés midiendo la secreción de hormonas de las glándulas suprarrenales. Esta prueba registra el ritmo de las suprarrenales utilizando cuatro muestras de saliva a lo largo del día, recolectadas en casa y enviadas al laboratorio. Si quieres saber más sobre esta prueba, ponte en contacto conmigo (véase página 305).

Tus glándulas suprarrenales también secretan una hormona llamada aldosterona, que actúa sobre los riñones para regular la sal y los líquidos. Por eso, la saludable producción de esta hormona es vital para eliminar síntomas premenstruales asociados con retención de agua e inflamación.

Si has estado bajo estrés continuo o tu nivel de azúcar ha estado fluctuando porque te saltas alimentos y/o por una alta ingesta de cafeína o azúcar, tus glándulas suprarrenales pueden terminar "exhaustas". No funcionarán adecuadamente y su capacidad para producir cortisol y aldosterona en cantidades normales quedará en riesgo. El resultado puede ser una sensación continua de estrés y agotamiento, con letargia, y la tendencia a sucumbir a enfermedades e infecciones meno-res. Finalmente, unas suprarrenales "desgastadas" pueden desembocar en frecuencia y severidad intensificadas de tus síntomas premenstruales, razón por la cual es esencial que las mantengas saludables.

Hay otros problemas vinculados con estas glándulas: pro-ducen hormonas sexuales (estrógenos y testosterona) ade-más de las originadas en los ovarios. Si están muy estimuladas, pueden secretar hormonas masculinas en exceso. Esto sus-penderá la ovulación y, cuando ésta cesa, los ovarios comien-zan a producir incluso más testosterona. Por este camino, terminarías con enormes desequilibrios hormonales.

A largo plazo, también es importante que mantengas sa-ludables tus glándulas suprarrenales pues, alrededor de la menopausia, cuando los ovarios producen menos estróge-nos, tu cuerpo necesitará los secretados por las glándulas suprarrenales. Estos estrógenos ayudan a proteger los hue-sos y reducen el riesgo de osteoporosis.

Para mantener sanas tus suprarrenales

El primer y más importante paso para mejorar la salud de tus suprarrenales es mantener en equilibrio el azúcar en tu sangre (véase página 86). Esto prevendrá en forma automá-tica la liberación de alguna adrenalina innecesaria. También vale la pena aprender un poco sobre relajación, técnicas de manejo del estrés o meditación, para evitar los efectos dañi-nos de éste en tu cuerpo (véase abajo). Revisa tu vida cuida-dosamente para que veas si involucra algún factor negativo. Por ejemplo, si tu trabajo es demasiado estresante, considera buscar otro. A la larga, tu salud sufrirá si eres incapaz de adaptarte a y controlar el estrés en tu vida. Puede ser que la psicoterapia te sea útil (véase página 207). O considera alguna de las muchas terapias naturales que hoy se ofrecen, las cuales están diseñadas para animarte a lidiar mejor con el estrés y aprender a relajarte.

Algunas personas deben aprender a enfrentarse con el estrés. Las mujeres que padecen spm pueden beneficiarse, pues algunnos estudios muestran que mujeres con estos síntomas utilizan estrategias "negativas".[8] Algunas son:

- ❀ Comer de más.
- ❀ Gastar de más en compras.
- ❀ Dependencia del alcohol.
- ❀ Dependencia del tabaco o las drogas.
- ❀ Ver demasiada televisión.

Cómo hacer cambios

Un aspecto importante para reducir el estrés es modificar tu estilo de vida. En síntesis, el estrés es cualquier cosa que te lleva más allá y por encima del "saludable" umbral de estimulación y energía. Cuando las situaciones son excesivas —y este umbral será diferente para cada mujer—, se presentarán síntomas como irritabilidad, problemas para dormir y desórdenes digestivos.

Cada mujer debe adaptar su estilo de vida a fin de arreglárselas con el estrés o, mejor aún, volverse resistente a él. Esto implica asegurarse de que las presiones de trabajo sean razonables, de que tienes tiempo para ti misma, comes bien, duermes lo suficiente y, por supuesto, haces ejercicio. Significa también que te tomes tu tiempo para el relajamiento y el ocio. Algunas mujeres encuentran útil hacer cita consigo mismas y disponer del tiempo suficiente para hacer cosas que disfrutan, como ejercicio, pasar tiempo con amigos o sencillamente disponer de un momento para estar sola.

El ejercicio es vital. Algunos estudios muestran que puede reducir el impacto del estrés, aumentar la autoestima, aliviar la ansiedad y la depresión y mejorar el humor, todo lo cual es vital en mujeres que padecen SPM.[9] Con sólo tres sesiones de ejercicio a la semana, de treinta minutos cada una, puedes lograr una gran diferencia en tu salud general y en tu bienestar. Y vale la pena elegir algo que disfrutes, lo que al parecer aumenta la efectividad del ejercicio como alivio del estrés (véase páginas 132-135).

Dormir es también una parte importante en una vida saludable, y demasiadas mujeres dormimos muy poco. El estrés y el sueño están relacionados inversamente: entre menos duermas, más difícil encontrarás adaptarte a situaciones demandantes. Ve las páginas 149-152 para más detalles.

Como vimos en el capítulo anterior, la dieta es en extremo importante. Afecta todos los elementos de tu vida. Una dieta saludable proporcionará a tu cuerpo las herramientas necesarias para desempeñarse en un nivel óptimo. Dada la estrecha relación entre mente y cuerpo, es claro que todos nos sentiremos mejor si estamos bien físicamente. La dieta es el cimiento de una buena salud, y no debemos olvidar su importancia a propósito del estrés (véase página 142).

Hay más. Es posible que te resulte difícil encontrar tiempo para el ocio en tu vida, pero es esencial que te relajes y disfrutes. Si te diviertes, te sientes mejor contigo misma: más realizada, satisfecha, interesada y comprometida con el mundo exterior, no sólo con tus propios intereses y experiencias personales. Hay un rango muy amplio de diversiones. Algunas son demandantes e incluso agotadoras, como jugar tenis o squash, cocinar para los amigos, pero todas son fuente de placer y satisfacción, oportunidad de desarrollar tus habilidades. Sencillamente es algo distinto a lo que haces en el trabajo y no incluyen factores que te estresan. Si tu estrés tiene su origen principalmente en la oficina, cocinar los fines de semana podría ser una buena diversión, pero si ya pasas horas en la cocina no te resultaría muy divertido.

Algunos estudios indican que los pasatiempos en los que participan otras personas proporcionan apoyo social y contribuyen a reducir el estrés aun si la situación que lo provoca es la misma. Las personas que tienen menos lazos comunitarios son más propensas a morir antes que quienes tienen fuertes vínculos.[10]

Otro aspecto del estrés es manejar tu tiempo de manera más eficaz. Incluso si ello significa sentarte a planear un programa semanal, darte tiempo para pasarlo con la familia y los amigos, relajarte haciendo algo que disfrutas. Si tienes el control de tu tiempo, evitarás caer en una nueva trampa del estrés: andar de prisa, llegar tarde, comer cualquier cosa, no disponer nunca de tiempo para ti misma.

La única manera de adaptarte al estrés es hacer los cambios requeridos para volver a ocupar la posición de capitán del barco. Puedes recuperar el control: baja el ritmo o cambia de trabajo, toma la decisión de trabajar en casa, consíguete asistencia extra para la casa y los niños, refinánciate y atiende tu salud y bienestar, en lugar de derrochar energía manteniendo esa loca carrera en la que te encuentras. Todo esto puede parecer un prospecto intimidante, pero valen la pena los cambios orientados al propio bienestar. Si puedes mantener tu estrés en un nivel bajo y adaptarte al que enfrentas, observarás una marcada diferencia en cómo afecta tu SPM y tu calidad de vida.

RELAJAMIENTO

Puesto que el estrés y los efectos de la adrenalina juegan un papel de primer orden en el SPM, ¿aprender a relajarse puede ayudar con los síntomas premenstruales? Se ha descubierto que la terapia de relajamiento es útil para el SPM.[11] Otro estudio mostró que el relajamiento muscular progresivo seguido por una visualización guiada demostró también ser efectivo.[12] La última técnica señalada ayudó también a alargar ciclos mensuales cortos, lo que es relevante para muchas mujeres que padecen SPM. Si tienes ciclos cortos, experimentas síntomas premenstruales con mayor frecuencia. Con un ciclo de 21 días, por ejemplo, podrías estar padeciendo SPM cada dos o tres semanas en lugar de cada cuatro del ciclo promedio de 28 días.

Mi recomendación es que cualquier persona con estrés debe considerar alguna forma de relajamiento, junto con las orientaciones de dieta y complementos sugeridos. Relajarse significa algo distinto para cada mujer. Quizá te resulte útil una técnica de relajamiento estructurada. El método de relajamiento muscular progresivo mencionado es el siguiente:

1. Tensa cada parte de tu cuerpo al inhalar. Sostén la respiración durante cinco segundos conservando tenso el músculo. Relájate y exhala lentamente mientras cuentas diez segundos.

2. Aprieta los dedos de tus pies y presiona el suelo con éstos. Relájate.

3. Presiona los talones hacia abajo mientras elevas los dedos de los pies. Relájate.

4. Tensa los músculos de la pantorrilla. Relájate.

5. Alarga las piernas y tensa los muslos. Relájate.

6. Aprieta las nalgas. Relájate.

7. Aprieta los músculos del vientre. Relájate.

8. Dobla los codos hacia arriba y contrae los bíceps. Relájate.

9. Encoge los hombros y tensa los músculos del cuello. Relájate.

10. Aprieta los dientes, arruga el entrecejo y entorna los ojos tan fuerte como puedas. Relájate.

11. Tensa todos tus músculos al mismo tiempo. Luego de diez segundos, relájate.

12. Ahora cierra los ojos. Concéntrate en un diamante imaginario que brilla sobre un fondo de terciopelo negro durante 30 segundos mientras respiras lenta y profundamente.

13. Ahora concéntrate en otro objeto de tu elección que te serene durante 30 segundos.

14. Ahora abre los ojos.

Algunas mujeres utilizan una audiocinta para guiar su visualización y concentrarse. La imagen del diamante, como señalamos arriba, es una manera de hacerlo.

Una técnica de visualización sencilla puede ser de utilidad. Sólo imagínate en una playa hermosa o en un jardín fragante y colorido. Aprecia en detalle estos ambientes imaginados: siente el calor del sol sobre tu piel y la suavidad de la arena bajo tus pies: ve el cielo azul y el agua clara. Huele diferentes flores, siente el fresco pasto verde y escucha el murmullo del arroyo cercano. Elige tu propio paraíso para estar en él unos cuantos minutos. Una vez que habites este lugar de paz y relajamiento, puedes volver a él en cualquier momento, en cualquier sitio. Tomarte el tiempo para cambiar tu estado mental puede resultar una experiencia renovadora.

No sólo conocer técnicas de relajamiento es una ayuda para el SPM, se ha descubierto que también alivian los dolores menstruales.[13] Después de todo, el útero es un músculo y cualquier técnica de relajamiento puede beneficiar todo tu cuerpo.

El estrés y los complementos

Nutrientes como zinc, vitaminas B —especialmente B5 (ácido pantoténico) y B6 (piridoxina)—, vitamina C y ácidos grasos esenciales o AGE, son útiles cuando hay problemas de estrés, además de que optimizan el funcionamiento de las glándulas suprarrenales. Véase las páginas 288-289 para conocer en detalle las dosis y el plan de tratamiento más adecuado para ti.

Si estás soportando mucho estrés, asegúrate de añadir no sólo vitaminas B y AGE a tu dieta, sino también C, la cual no se sugiere normalmente para el SPM. Cuando estás estresada, excretas más vitamina C mediante la orina que en cualquier otra circunstancia. El cigarro y la contaminación reducen los niveles de este importante antioxidante en tu torrente sanguíneo. La vitamina C mantiene fuerte tu sistema inmunológico, y cuando no tomamos suficiente podemos volvernos susceptibles a cualquier infección.

Remedios naturales para el estrés

Si el estrés afecta tu sueño (véase páginas 149-152), las hierbas pueden ser muy útiles. La valeriana, hierba sedante, es maravillosa para combatir el insomnio. La flor de la pasión o pasiflora es, asimismo, muy buena para ayudarte a dormir y puede combinarse con la valeriana para lograr mayor efecto. Una taza de té de manzanilla caliente antes de ir a la cama también ayuda.

Las hierbas fortalecen las glándulas suprarrenales, inducen sensación de relajamiento y protegen órganos y sistemas bajo presión. Ningún tratamiento para las glándulas suprarrenales estaría completo sin Ginseng siberiano (*Eleutherococcus senticosus*), que favorece sobre todo cabeza y hombros. Esta hierba se considera adaptógeno, es decir, funciona de acuerdo con las necesidades de tu cuerpo, proporcionándote energía y ayudándote a combatir el estrés y la fatiga. Fortalece las suprarrenales y actúa como tónico para estas glándulas. El Ginseng siberiano es extremadamente útil cuando estas bajo estrés mental o físico, y debe tomarse alrededor de tres meses para obtener su mayor efecto.

Resulta conveniente tomar hierbas que apoyen a tu hígado (véase página 134), dada la presión extra que resiente este órgano cuando estás estresada.

Pueden añadirse aceites de aromaterapia (bergamota, lavanda y manzanilla) a un baño tibio relajante justo antes de ir a la cama, y algunas mujeres han señalado que rociar aceite de esencias de lavanda sobre la almohada procura un sueño reparador. El masaje puede ser estimulante o relajante, según lo necesites. Puedes añadir cualquiera de las esencias mencionadas a un aceite "base" más ligero, como el de semillas de uva, y utilizarlo tan a menudo como te sea posible en un masaje. El masaje con aceites de aromaterapia ha demostrado su utilidad en el tratamiento de SPM.[14]

Los aceites que fortalecen la acción de las suprarrenales pueden usarse a corto plazo, pero no debes abusar de ellos. Una buena elección es geranio o romero. Éste, además, es un estimulante suave que contribuye a elevar los niveles de energía cuando experimentas estrés. Entre los aceites sedantes y antidepresivos notables para el relajamiento destacan bergamota, salvia sclarea, jazmín, mejorana y rosa.

Los beneficios terapéuticos del masaje están bien documentados. Resultados preliminares de un estudio en el James Cancer Hospital and Research Institute en Columbus, Ohio, EUA, sugieren que pacientes con cáncer padecen menos dolor y ansiedad tras recibir un masaje terapéutico. Mujeres que han padecido la muerte reciente de un hijo, se sintieron menos deprimidas luego de recibir un masaje terapéutico, de acuerdo con resultados preliminares de un estudio en la University of South Carolina. Otros han probado que el masaje mejora el bienestar y el funcionamiento de los sistemas inmunológico y nervioso, además de disminuir los niveles del estrés. También puede controlar el cortisol, tan afectado por el estrés.[15]

Hay muchas otras terapias naturales con excelentes resultados para reducir el estrés. La Organización Mundial de la Salud reconoce a la acupuntura como un tratamiento adecuado para el estrés y los desórdenes relacionados con él, mientras reflexología, yoga y tai chi son muy utilizados. Se trata de encontrar una terapia que te funcione y apegarte a ella. Puede ser que el proceso de experimentación de tratamientos disponibles te resulte relajante en sí mismo.

Sueño

Factor clave para la salud, esencial para asegurar que tu cuerpo funciona a niveles óptimos y que eres física y emocionalmente capaz de enfrentar las exigencias de la vida cotidiana; los problemas de sueño son asociados a menudo con el spm; parece haber un círculo vicioso, pues las mujeres en peor situación para lidiar con la falta de sueño deben soportar ataques de insomnio.

El sueño proporciona a tu cuerpo tiempo para recargar baterías, reparar tejidos y desarrollar células. La mayoría sabemos qué se siente haber dormido poco y mal, con esa sensación de irritabilidad, mala concentración y letargia. Muchos de estos síntomas son controlables y aceptables por excepción, pero gran cantidad de mujeres enfrentan alteraciones de sueño cada mes como parte de sus síntomas premenstruales.

No obstante, a pesar de lo vital que es el sueño, le seguimos restando tiempo. La sociedad misma ha incrementado la vigilia hasta sus límites y el sueño se ha convertido en un lujo. Desde inicios de la década de 1900, el sueño promedio de una noche se ha reducido de 9 horas a alrededor de 7.5. Antes de la invención de la luz eléctrica, la gente se iba a dormir cuando oscurecía porque sus actividades se veían restringidas. Ahora podemos ver televisión las 24 horas del día, comprar a mitad de la noche y navegar por la red sin descanso. No sólo es posible emprender un amplio rango de actividades durante día y noche; también vivimos una sobrecarga de información que nos presiona a emprender tantas cosas como sea posible. Somos identificados y juzgados por nuestros logros y nuestros "asuntos". No sorprende, pues, que tengamos que estar despiertos cada vez hasta más tarde a fin de cumplir con todo.

¿Qué efectos tiene sobre nosotros dormir poco? Durante algún tiempo, los científicos se preguntaron qué ocurría con nuestro metabolismo y con las funciones endocrinas (hormonales) cuando éramos privados de sueño. Un importante estudio relacionado con el SPM observó los efectos de un sueño inadecuado en el nivel de azúcar en la sangre. Los investigadores basaron sus descubrimientos en personas que sólo dispusieron de cuatro horas de sueño por noche durante seis días.[16] Encontraron que la capacidad del cuerpo de secretar y responder a la insulina, que ayuda a regular el azúcar en la sangre, había disminuido a 30 por ciento. Los investigadores aseguraron que esta diferencia en la eficacia de la glucosa es casi idéntica a la reportada entre grupos de pacientes con diabetes no dependiente de insulina —conocida como Tipo II— y personas normales. Es bien sabido que una disminución en la respuesta insulínica a la glucosa es un signo temprano de diabetes (véase página 270).[17]

Finalmente, la falta de sueño empeorará el SPM puesto que aumenta los problemas de azúcar, que exacerban la condición (véase página 88). Y, a largo plazo, no dormir bien puede volvernos, en realidad, más susceptibles a la diabetes Tipo II (véase páginas 270-273).

Los científicos han examinado también en muestras de saliva el cortisol, una de las hormonas liberadas por las glándulas suprarrenales: es relevante para el metabolismo normal de los carbohidratos y para una respuesta sana al estrés. Otros encontraron que cuando las personas duermen mal, la tasa a la cual disminuye el cortisol en el cuerpo entre las 4 y las 9 de la noche es seis veces más lenta. Lo que es más, el proceso de envejecimiento parece incrementarse en ese periodo.[18] De modo que la falta de sueño no sólo puede aumentar tu riesgo de contraer diabetes y agravar tus síntomas de SPM, sino también te hará envejecer más rápidamente.

La lista continúa. El sueño inadecuado disminuye la respuesta inmunológica. Un estudio reciente mostró que perder incluso unas cuantas horas cada noche de manera regular puede disminuir el número de "asesinos naturales de células" del sistema inmunológico, que son responsables de luchar contra bacterias y virus. Esto no será una sorpresa para quienes sucumbimos a catarros y otras enfermedades cuando estamos desgastados, normalmente después de periodos de sueño inadecuado.

Incluso problemas de sueño ocasionales pueden hacer de la vida cotidiana más estresante u ocasionar que seas menos productiva. De hecho, el sueño inadecuado está asociado con mala memoria, incapacidad para tomar decisiones razonadas y concentrarse, así como con irritabilidad y, por supuesto, fatiga. Es posible que reconozcas varios de estos síntomas. La respuesta es ir a la cama temprano y asegurarse de dormir bien, siguiendo los consejos que te damos más abajo para obtener un buen descanso nocturno.

Hay dos tipos principales de problemas:

* Que te resulte difícil dormirte cuando ya estás en la cama.
* Que te resulte fácil dormir, pero te despiertes a media noche y no puedas volver a conciliar el sueño.

Es más común entre mujeres con spm experimentar el segundo problema.

Nuestros estados físico y mental están tan interconectados que se retroalimentan entre sí constantemente. Si algo te preocupa mentalmente, tu cuerpo puede tensarse y experimentar dificultad para relajarse. Esto dificulta el sueño, lo que, por supuesto, te hace sentir más estresada. Te preocupas por no dormir y por cómo arreglártelas al día siguiente. Y si estás experimentando síntomas físicos, como dolores, eso puede preocuparte y agitarte, ocasionando más tensión y sensación de estrés. No sorprende, entonces, que tu patrón de sueño termine en franca desorganización.

Consejos para un buen descanso nocturno:

1. Evita durante el día cualquier alimento o bebida que contenga cafeína: té, café, refrescos de cola y chocolate. La cafeína actuará como estimulante y te dificultará dormir. Cada persona tiene una sensibilidad distinta a la cafeína pero, a algunas mujeres, una sola taza de café al día, incluso tomada por la mañana, les resulta suficiente para impedirles dormir por la noche. Incluso el café descafeinado puede ser un problema porque contiene otros estimulantes que pueden mantenerte despierta.

2. Asegúrate de comer poco y a menudo durante el día para mantener constante el azúcar en la sangre. Esto asegurará que tu nivel de adrenalina sea también constante y te ayude a prevenir que tus glándulas suprarrenales trabajen en forma excesiva. Asegurará, a su vez, que la hormona cortisol, producida por las suprarrenales, comience a disminuir cuando te vayas a la cama, como se supone que debe ocurrir (véase página 138).

3. Si te despiertas regularmente a mitad de la noche –especialmente si lo haces abruptamente y con palpitaciones–, toma un bocadillo de carbohidratos complejos, como una galleta de avena o media rebanada de pan de trigo o de centeno una hora antes de irte a la cama. Esto evitará que baje tu nivel de azúcar durante la noche e impedirá se libere adrenalina en tu torrente sanguíneo para tratar de corregir ese desequilibrio. Es lo que se conoce como hipoglicemia nocturna.

4. Evita el alcohol. No sólo afecta el nivel de azúcar, sino que también bloquea el transporte de triptófano hacia

el cerebro, el cual es transformado en serotonina, neurotransmisor tranquilizante y relajante (véase página 76-77).

5. Toma una taza de té de manzanilla antes de irte a la cama:
   promoverá tu relajamiento.

6. Cuando hagas ejercicio, que sea temprano por la mañana. El ejercicio puede ser enormemente estimulante y a
   algunas mujeres les puede resultar difícil dormir después
   de una sesión tardía. Además, la actividad vigorosa re-
   trasa la secreción de melatonina (véase página 205). Si
   haces ejercicio por la mañana, reforzarás hábitos de sueño saludable, lo que deriva en una producción sostenida
   de melatonina.

7. Considera usar algunos aceites de aromaterapia, de bergamota, lavanda, manzanilla romana y mejorana, en un
   baño tibio justo antes de irte a la cama. Evita el baño
   caliente, que puede ser estimulante, pero asegúrate de
   que esté lo suficientemente tibio para promover el relajamiento. Unas cuantas gotas de aceites de aromaterapia
   en tu almohada a la hora de dormir, o utilizados mediante un vaporizador, pueden tener el mismo efecto.
   Un masaje suave antes de ir a la cama con los mismos
   aceites ayudará a promover un buen descanso.

8. Apégate a una rutina de sueño, de ser posible poniendo
   tu alarma a la misma hora cada día. Muchas mujeres caen
   en un patrón poco aconsejable y finalmente antisocial
   cuando se despiertan demasiado temprano y luchan por
   estar despiertas durante la noche. En ocasiones necesitamos reprogramar nuestro reloj corporal para asegurarnos no sólo de descansar lo suficiente, sino para
   conseguirlo cuando deseamos: en otras palabras ¡por la

noche! Una vez que tengas una buena rutina, tu cuerpo responderá despertando a la hora adecuada y desconectándose cuando estés cansada por la noche.

9. Al menos una hora antes de ir a la cama, escribe una lista de pendientes a fin de que no estés acostada rumiando lo que debes hacer en lugar de conciliar el sueño.

10. Hacer el amor puede ayudarte a dormir porque te relaja y libera la tensión.

11. Las hierbas pueden ser muy útiles para problemas relacionados con el sueño. El lúpulo, la flor de la pasión y la calvaria funcionan como sedantes suaves y ayudan a vencer el insomnio. Trata de no depender de una sola hierba, para no desarrollar dependencia. Y, como hemos visto, la manzanilla es otro sedante útil porque calma y tonifica el sistema nervioso, lo que promueve un sueño reparador.

12. El magnesio, conocido como "el tranquilizante de la naturaleza", combate los problemas de sueño. Si padeces de "piernas inquietas" o calambres, toma magnesio (250 mg por día) y vitamina E (300 ui al día).

13. Usa técnicas de visualización. Imagínate en una playa hermosa con sol tibio sobre tu piel y arena bajo tus pies, cielo azul, agua clara y el fragante aroma de maravillosas flores de colores. Podrías disfrutar también de alguna música tranquilizante mientras te sueltas y te imaginas en este paraíso tropical. Esta técnica es muy útil si tienes una mente muy activa que no se desconecta ni siquiera cuando estás físicamente cansada. Al concentrar la mente en algo relajante, te será mucho más fácil desconectar tu mente.

14. Aprende a practicar relajamiento. Prueba recostarte sobre tu espalda y, comenzando por los dedos de los pies, tensa cada parte de tu cuerpo por turno y luego relájala. Así, dobla y tensa los dedos de los pies, sostén la tensión durante unos cuantos segundos y luego relájalos. Repite esta operación hacia arriba con cada parte de tu cuerpo. No te olvides de la cabeza: arruga el ceño y luego relaja los músculos. De esta manera sentirás realmente la diferencia entre tensión y relajamiento y sabrás lo que te propones cada vez que intentas relajarte. Podrías recurrir también a música tranquilizante para acompañar tu ejercicio.

PASTILLAS PARA DORMIR

Evita las pastillas para dormir. Alteran los ciclos naturales del sueño durante la noche. Tenemos diferentes etapas de sueño (profundo y ligero) y en los primeros dos tercios de la noche se producen ambas etapas. En el tercer tercio experimentamos sólo sueño ligero. Los MOR (movimientos oculares rápidos), o momentos en que soñamos, ocurren aproximadamente cada noventa minutos. Estas etapas son igualmente importantes y las pastillas para dormir desorganizan el ciclo. Si ya estás tomando pastillas para dormir, debes acudir a tu médico antes de abandonarlas.

Triptófano

Importante aminoácido para los problemas de sueño porque el cuerpo produce serotonina (sustancia química del cerebro que te hace "sentir bien") a partir de él. El triptófano existe en forma natural en algunos alimentos, como lácteos, pescado, plátanos, dátiles secos, soya, almendras y cacahuates. Ya no se consigue como complemento (véase página 180-181) pero un nuevo producto, llamado 5-http, ha tomado su lugar. Es usado en pruebas clínicas para reducir el tiempo que se requiere para conciliar el sueño y no despertar durante la noche.[19]

ADVERTENCIA:

Si estás tomando fármacos inhibidores de la monoaminooxidasa (MAOI) o cualquier otro medicamenteo para la depresión, no debes tomar triptófano.

Siestas

Se dice que tanto Winston Churchill como Margaret Thatcher sobrevivieron a su cargo oficial en el Reino Unido, a pesar de lo poco que dormían en la noche, porque tomaban siestas durante el día. Algunas mujeres encuentran que esto les funciona muy bien y una siesta de diez a quince minutos puede aliviar el estrés y renovar su energía.

Otras, sin embargo, afirman sentirse peor después de una siesta o sencillamente no pueden dormir por periodos tan cortos de tiempo y terminan perdiendo una hora o más al día en el intento por tomar una siesta corta y refrescante.

El truco para las siestas es dormir sentado. Si te vas a la cama o te tiendes en algún sitio, la tendencia es caer en un sueño profundo, lo que te hace sentir atarantada si no duermes lo suficiente, o te lleva a dormir por demasiado tiempo.

De acuerdo con algunas investigaciones, veinticinco minutos es el tiempo óptimo para una siesta corta.

Ejercicio

Nunca podremos exagerar los beneficios de hacer ejercicio regularmente, sobre todo cuando se padece SPM. Es posible que ya conozcas sus beneficios, como el efecto positivo sobre tu corazón y circulación y su capacidad para bajar el LDL (colesterol "malo") y aumentar el HDL (colesterol "bueno"), así como disminuir la presión sanguínea alta. El ejercicio ayuda a mantener los intestinos trabajando en forma eficiente, lo que elimina productos de desecho que tu cuerpo no necesita. Y mejora el funcionamiento del sistema inmunológico y del sistema linfático, además de que contribuye a estimular la secreción de la glándula tiroides; lo anterior tiene un efecto directo sobre tu metabolismo y equilibra las hormonas producidas por dicha glándula, estimulando al cuerpo a usar sus hormonas en forma efectiva.

Pero, ¿cómo afecta el ejercicio al SPM? Las mujeres que practican el ejercicio aeróbico moderado al menos tres veces por semana tienen significativamente menos síntomas premenstruales que las mujeres sedentarias.[20] Practicado con regularidad mejora la capacidad de tu cuerpo para mantener en equilibrio el azúcar en la sangre, factor decisivo para eliminar los síntomas premenstruales.

El ejercicio libera sustancias químicas en el cerebro, llamadas endorfinas, que nos ayudan a sentirnos más felices, alertas y tranquilas.[21] Pueden tener un efecto evidente y positivo sobre depresión, estrés y ansiedad, asociados con el SPM.

Por todas estas razones —disminuir estrés, aumentar la energía e inducir una sensación de bienestar—, hoy se piensa que el ejercicio es parte esencial de cualquier tratamiento de spm.[22] Sin embargo, tu elección puede suponer una clara diferencia en los beneficios para reducir tus síntomas premenstruales. Al comparar ejercicio aeróbico con entrenamiento fuerte, se encontró que mientras ambos ayudan generalmente con los síntomas premenstruales, el aeróbico tiene un mejor efecto sobre la mayoría de estos síntomas, particularmente la depresión.[23]

Hacer ejercicio estimula el flujo sanguíneo a través de los tejidos y les proporciona el oxígeno generador de energía. Ayuda a eliminar desperdicios, que podrían promover retención de líquidos, dolores de cabeza e irritabilidad. Y, finalmente, esforzarte hasta sudar hace que aumente tu circulación y te ayuda a optimizar el funcionamiento del sistema linfático.

Un estudio revisó la efectividad del ejercicio y de los medicamentos para aliviar la depresión. Los pacientes fueron divididos en tres grupos: sólo ejercicio, ejercicio y medicamentos, y sólo medicamentos. Después de un año, los síntomas habían vuelto en sólo 8 por ciento de las pacientes que hacían ejercicio, comparado con el 38 por ciento del grupo que tomaba medicamentos. Y 31 por ciento del grupo que se ejercitaba además de tomar medicamentos reincidieron. Media hora de caminata vigorosa tres veces por semana era suficiente para mantener los síntomas a raya. Los investigadores quedaron sorprendidos de que el programa de ejercicio y medicamentos no resultara mejor que el de sólo ejercicio, como suponían que ocurriría por la suma de efectos. Pensaron que tomar una píldora es algo muy pasivo y que, al hacer ejercicio, las pacientes podían sentir que tenían un papel activo para mejorar.[24]

Además de elevar el nivel de las endorfinas, lo cual mejora el humor, el ejercicio parece aliviar también el estrés y se cree que disminuye los niveles excesivamente altos de cortisol (véase páginas 138-139).

Ejercitarse es crucial también para la salud de tus huesos, especialmente al envejecer. Ayuda a mantener un buen nivel de densidad ósea, lo que podría prevenir osteoporosis después de la menopausia.

Si todo esto no es suficiente para convencerte, considera lo siguiente: ahora se sabe que el ejercicio puede tener un efecto directo en el control de tus hormonas, especialmente estrógenos. Un estudio fascinante mostró que quienes hacían ejercicio alrededor de cuatro horas a la semana tenían 58 por ciento menos riesgo de contraer cáncer de senos y las que cumplían una rutina de ejercicio de una a tres horas por la semana 30 por ciento.[25] La idea es que el ejercicio regular modifica la actividad hormonal de una mujer en forma benéfica. Sabemos que en exceso altera el ciclo menstrual: muchas atletas, por ejemplo, no tienen periodos en lo absoluto. Así, se cree que una rutina de ejercicio moderada suprime la producción o la sobreproducción de hormonas, reduciendo el riesgo de una mujer a lo largo de su vida. Algunos tipos de cáncer de senos son sensibles a los estrógenos: si los niveles hormonales tienen mayor equilibrio, se reduce el riesgo de desarrollar cáncer de mama.

En términos de SPM, éste es un desarrollo clave. Si hacer ejercicio ayuda a mantener las hormonas en equilibrio, los

problemas por inadecuada producción o uso de progesterona pueden ser minimizados, pues los estrógenos no podrán
volverse dominantes.

Aun cuando el ejercicio es bueno para nosotras, ten cuidado de no exagerar. Como mencioné, tus periodos podrían
interrumpirse en definitiva si haces demasiado o muy agotador. En forma muy parecida a comer poco, mucho ejercicio
puede reducir la grasa de tu cuerpo a un nivel que haga cesar
la menstruación, como saben muchas gimnastas y atletas.

A lo largo de los años, nuestro estilo de vida ha cambiado
y nos hemos vuelto más sedentarios. Tenemos lavadoras, la
mayoría utilizamos auto para ir de compras y muchos traba-
jos suponen permanecer sentadas frente a una computado-
ra. Por eso es importante que nos demos tiempo para hacer
ejercicio, que le encontremos sitio en una agenda de por sí
muy apretada. No lo pongas en el último lugar de tu lista de
pendientes. Es una prioridad para tu salud.

Todas deberíamos hacer del ejercicio una parte consciente de nuestra vida diaria. No tiene por qué significar gastar
un montón de dinero o inscribirte en un gimnasio caro. Puedes aprovechar tu rutina diaria para ayudarte a hacer el ejercicio. En lugar de usar el elevador, sube por las escaleras.
Cuando te encuentres en una escalera eléctrica, camina en
lugar de permanecer quieta. Sube las escaleras de tu casa corriendo en lugar de caminando y estaciona el auto un poco
más lejos de las tiendas. Nadie quiere volver a los tiempos en
que las tareas domésticas eran una monserga interminable y
desmoralizante que suponía esfuerzo físico agotador, pero
todas debemos encontrar alguna manera de componer esa
pérdida de ejercicio cotidiano en nuestra vida.

Como el practicado regularmente es más benéfico que hacerlo frenéticamente en forma ocasional, encuentra algo que disfrutes a fin de hacerlo con regularidad. Las caminatas enérgicas son muy buenas y fáciles de practicar casi todo el tiempo.

Elige un ejercicio que convenga a tu familia, estilo de vida y finanzas. Si encuentras algo que disfrutes, como bailar, jugar tenis, practicar yoga o nadar, es más probable que sigas haciéndolo.

Quizá prefieras variar tu tipo de ejercicio para no aburrirte. Recuerda que el ligero, como caminar, es lo mejor para tus huesos. Trata de hacerlo un poco cada día.

UN BUEN SOPORTE

Asegúrate de usar un buen *bra* deportivo para hacer ejercicio, especialmente durante el periodo premenstrual. Tus senos pueden estar más llenos y pesados durante este periodo, y necesitarás soportar su tejido cuando lleves a cabo mayor actividad.

Capítulo 7

Complementos alimenticios

Tal vez te preguntes si realmente es necesario tomar complementos alimenticios si observas una buena dieta. ¿Acaso una sana y variada no te ofrece ya todo lo que necesitas?

Desafortunadamente, la respuesta es no. La dieta bien balanceada es un mito y la mayoría no obtenemos de nuestros alimentos los nutrientes necesarios. Esto fue confirmado por la Encuesta Nacional sobre Alimentación realizada en 1995 en Gran Bretaña, la cual encontró que la persona promedio presenta grandes deficiencias en seis de las ocho vitaminas y minerales investigados. Menos de una persona de cada diez recibe la Dosis Diaria Recomendada de zinc, el mineral más importante en cuanto a problemas hormonales femeninos.

Sin importar lo buena que sea tu dieta, o tus intenciones, es virtualmente imposible obtener todos los nutrientes sólo de los alimentos. Por ejemplo, nuestra ingesta diaria de selenio (34 mcg) es ahora la mitad de lo que fue hace veinticinco años, y los mínimos recomendados son para hombres 75 mcg y para mujeres 60 mcg.

Para que tus alimentos contengan los nutrientes necesarios, la tierra en la que crecen debe ser rica en ellos. Por ejemplo, las zanahorias extraerán los minerales de tierra fértil y tú los absorberás al comerlas. Pero nuestra tierra ha sido cultivada en exceso, y los pesticidas y otras sustancias químicas utilizados a tal punto que la tierra ya no contiene los nutrientes requeridos.

Más aún, nuestra dieta moderna tiende a basarse en gran medida en alimentos procesados, precocinados y refinados, a los que se les ha privado de los nutrientes esenciales al ser manufacturados. Por ejemplo, 80 por ciento del zinc que contiene el trigo naturalmente es eliminado durante el proceso de molienda para asegurar que una rebanada de pan, digamos, tenga una vida más larga en anaqueles.[1] Y hay otros problemas con nuestra dieta moderna. Muchas sustancias químicas (lo que incluye pesticidas y otros tratamientos usados en el cultivo de alimentos sanos) actúan como "antinutrientes", lo que significa que nuestro cuerpo requiere más nutrientes básicos a fin de obtener formas utilizables después de procesarlos. Así, en lugar de añadir vitaminas, minerales y otros elementos esenciales, en realidad la dieta moderna elimina nutrientes vitales.

Es posible que también presentes deficiencias si has hecho dieta durante varios años, restringido tu ingesta de alimentos o probado diferentes bebidas dietéticas o pastillas.

Pero, ¿en qué forma pueden ayudarte los complementos alimenticios con el SPM? Ciertos complementos aceleran la eliminación de síntomas premenstruales porque te desintoxican, equilibran tus hormonas y el azúcar, o aseguran que tu cuerpo esté trabajando a su nivel óptimo.

Es importante recordar, sin embargo, que estos complementos son lo que su nombre indica: complementos o "extras". No sustituyen alimentos saludables y una dieta bien balanceada. No puedes alimentarte con comida chatarra y tomar complementos alimenticios con la esperanza de estar sana.

Unas palabras sobre los mejores nutrientes para el SPM

Se han estudiado varios nutrientes, entre los cuales destacan calcio, magnesio, vitamina E, vitamina B6 e incluso aceite de prímula. Pero debes recordar que mujeres con SPM han mostrado alta respuesta placebo (véase páginas 78-79), y que esto ocurre cuando los científicos ponen a prueba medicamentos o nutrientes.

El efecto placebo es considerado a menudo como indicación de algo irracional; pero, ¿sería posible valorar mejor el efecto placebo revisando cómo funciona? Hipócrates, considerado "padre de la medicina", habló sobre el proceso de "autocuración": funciona sobre la premisa de que, dadas las herramientas correctas, el cuerpo puede curarse a sí mismo y recuperar su equilibrio. La salud ha sido definida como un concepto que "involucra el reconocimiento del cuerpo para disponer capacidades autorregulatorias, autodefensivas, autorreparadoras y de replicación de células".[2]

¿Será posible que el placebo sea un catalizador de este proceso autocurativo y autorregulatorio? La respuesta placebo es de vida corta. Aun cuando un estudio mostró que en mujeres con SPM puede ser tan alta como de 94 por ciento, sólo duró un mes aproximadamente. Sin embargo, este concepto podría ser útil como punto de partida de un tratamiento. Es frecuente que mujeres con SPM hayan acudido ya con varios especialistas distintos sin encontrar alivio, porque con 150 síntomas posibles es muy común cometer errores en el diagnóstico.

A menudo me dicen que van a ver a su doctor con lo que llaman su lista de síntomas; pero, como los médicos siempre tienen poco tiempo, raramente tienen ocasión de explicarles lo que les está ocurriendo. Cuando estas mismas mujeres son sometidas a pruebas clínicas, alguien les explica lo que supone la prueba y cómo funciona. Lo que es más, sus problemas son reconocidos y anotados, y sus síntomas evaluados durante un par de meses para confirmar el dianóstico de SPM. La respuesta placebo puede ponerse en acción al inicio mismo de la prueba, lo que muy bien puede comenzar el proceso de autocuración. Si no se aplica el tratamiento correcto, se da marcha atrás.

No obstante, aun cuando estudios sobre medicamentos y sobre complementos alimenticios puedan mostrar un efecto placebo, hay enormes diferencias entre los enfoques con medicamentos y el nutricional. Los medicamentos trabajarán sólo cuando los estés tomando y no harán absolutamente nada para corregir el problema subyacente. Cuando dejas de tomarlos, vuelve tu SPM, pues no modifican tu condición de salud subyacente.

El propósito del enfoque natural es corregir cualquier deficiencia en vitaminas o minerales, así como asegurarnos de que estés comiendo bien. Supone también usar hierbas y

otros complementos para que tu cuerpo funcione efectivamente. La idea es que registres cambios para optimizar tu
salud general y que la manera en que tu cuerpo responda a
estímulos externos (como el estrés) y a sus propios altibajos
(como el ciclo mensual) sea diferente. Es posible curar el SPM
a largo plazo sin depender de un tratamiento que ocupe todos los meses.

Te mostraré cuáles nutrientes son más efectivos en el tratamiento de SPM y te ayudaré a determinar la dosis que funciona. La mayoría de los estudios están basados en una dosis
estandarizada de algún nutriente, digamos, vitamina B6. El
inconveniente de este enfoque es que cada mujer es única y
sus requerimientos resultan, asimismo, diferentes. A menos
de que la dosis sea correcta, habrá un efecto menor o ninguno en absoluto.

Al final de este capítulo sugiero un programa de complementos para un periodo de tres a seis meses, que mejorará
los beneficios dietéticos descritos en el capítulo 5, y tomará
en consideración varios otros aspectos que lo harán mucho
más efectivo.

Katherine

De 34 años cuando vino a verme. Ya tenía dos niñas, de
cinco y seis años, pero quería tener otro hijo. No pensaba,
sin embargo, que pudiera estar lo suficientemente bien
para embarazarse de nuevo.

Había amamantado a sus dos hijas, y entonces padeció sudoraciones nocturnas. Después de nacer la segun-

da, comenzó a tomar la píldora. Dos años después, le recetaron otra, que le ocasionó quistes ováricos que crecieron y reventaron. Y comenzó a padecer dolores de cabeza y se tornó muy ansiosa. Su ginecólogo le dijo que era por falta de estrógenos. Dejó de tomar la píldora y le prescribieron parches para que los usara dos semanas al mes. Comenzó a tener mareos, dolores y punzadas en los pies. Se sentía muy cansada y observó ligeros manchados en los días 14 y 15 de su ciclo.

Todos estos síntomas (excepto el manchado) fluctuaban con su ciclo y empeoraban en la segunda mitad. En ese momento, la ansiedad era tan severa que su médico general le prescribió Prozac, afirmando que estaba clínicamente deprimida, mientras su ginecólogo creía que se trataba de falta de estrógenos. A estas alturas, Katherine estaba a punto de volverse loca, y debía cuidar a dos niñas. Cuando vino a verme había dejado el Prozac y vuelto a la píldora. Ese mes había sangrado sin cesar desde el día 10 de su ciclo.

Hablamos de que el propósito último era recuperar su salud. Para ello nos aseguraríamos de que comiera bien y corregiríamos cualquier deficiencia de vitaminas y minerales. Mencionó que cuando se ponía ansiosa comenzaba a temblar y entonces tomaba una cucharadita de azúcar. Había sido sometida a la prueba de diabetes pero salió negativa. Le expliqué cómo los niveles de azúcar en la sangre podían ocasionar lo que parecían síntomas psicoemocionales: cambios de humor, ansiedad y depresión.

Un análisis mineral de cabello mostró que tenía una severa deficiencia en zinc y altos niveles de cobre, resultado usual de tomar la píldora o cualquier hormona reproductiva. La incluí en un programa para corregir el desequilibrio zinc-cobre, equilibrar sus fluctuaciones de azúcar en la sangre y fortalecer sus glándulas suprarrenales. Katherine también dejó de tomar la píldora.

Volvió al mes siguiente y dijo no haber tenido manchado alguno por primera vez en tres años y medio. Estaba encantada de que sus movimientos intestinales se habían vuelto más regulares, lo que no le ocurría desde hacía más de diez años. Su energía había mejorado drásticamente y estaba comenzando a sentirse más como su "antigua yo". Eso ocurrió hace dos años. Katherine tiene ahora una hija de ocho meses, a la que sigue amamantando... ¡sin sudoraciones nocturnas!

Vitamina B6 (piridoxina)

Muchos estudios demuestran la efectividad de la vitamina B6 sobre el SPM. Primero fue utilizada para tratar desequilibrios hormonales en la década de 1970, ante depresiones ocasionadas por la píldora.[3] La última revisión, publicada en 1999 en el *British Medical Journal*, mostró que dosis diarias de 100 mg, o incluso de 50, de vitamina B6 eran el doble de eficaces que el tratamiento placebo.[4] Anteriormente había surgido cierta preocupación de que altas dosis de B6 podían ocasionar hormigueo en manos y pies, pero esta revisión no encontró evidencia alguna de efectos colaterales para dosis de 100 mg o menos al día.

Se ha mostrado que la vitamina B6 produce una diferencia sustancial en el amplio rango de síntomas de SPM, pero ciertos estudios han reportado que no hay beneficio alguno. Se ha sugerido que esto podría deberse a que la vitamina B6 fue prescrita en forma aislada.

Sabemos que todas las vitaminas y todos los minerales son "sinérgicos": funcionan cuando se los combina. Independientemente de qué elijas tomar, un buen complemento multivitamínico y mineral debe ser la base de tu programa (véase página 183). Esto asegura que vitaminas, minerales y elementos traza de todo el espectro estén presentes a fin de facilitar cualquier acción interdependiente.

A fin de que tu cuerpo convierta la B6 (en tanto piridoxina) en su forma activa, piridoxal-5-fosfato, la cual aprovechar tu cuerpo, requiere de nutrientes como el magnesio. Si tomas B6 pero tienes otras (incluso pequeñas) deficiencias nutricionales, tu cuerpo puede no aprovecharla en forma adecuada. También es posible comprar B6 bajo la forma de piridoxal-5-fosfato en lugar de piridoxina, si tu cuerpo tiene algún problema para convertirla en activa.

La vitamina B6 sintetiza sustancias químicas en el cerebro llamadas neurotransmisores, las cuales controlan tu humor y comportamiento. Es indispensable como coenzima en la producción de dopamina, triptófano y serotonina. Al tratar los síntomas depresivos, es importante tomar nutrientes que afectan la producción de serotonina, como la B6, en cantidades adecuadas. El Prozac, por ejemplo, es utilizado en el tratamiento de la depresión y ahora también en el de SPM (véase páginas 76-77), y es llamado inhibidor de recaptación de serotonina selectivo (IRSS) porque optimiza el uso de la serotonina.

Vitamina B3 (niacina)

Elimina síntomas premenstruales porque es necesaria para la formación de enzimas en el metabolismo de glucosa y carbohidratos. La vitamina B3 también regula el azúcar en la sangre.

Vitamina B5 (ácido pantoténico)

Como la B3, la B5 produce energía, pero también optimiza el funcionamiento de las glándulas suprarrenales. Es importante en el SPM debido a su efecto antiestrés. Un signo de severa deficiencia es el "síndrome del pie ardiente", en el que, como su nombre indica, te arde el pie.

Más sobre las vitaminas B

Son llamadas las vitaminas del estrés por su capacidad para ayudar a lidiar con las presiones de la vida cotidiana. Muchas de ellas, como B2, B3 y B6 son indispensables para la producción tiroidea normal de hormonas. Se ha asociado el mal funcionamiento de la tiroides con el SPM (véase página 266), por lo que es muy importante que tu glándula tiroides funcione en forma óptima. Las vitaminas B son también clave debido a que ayudan al hígado (véase página 134) a eliminar las hormonas "viejas", proceso vital en una adecuada desintoxicación.

Las vitaminas B también transforman el ácido linoleico en gama-linoleico o GLA, necesario para producir las benéficas prostaglandinas (véase página 109). Como comenté en el capítulo 5, el ácido linoleico es un graso esencial presente en aceite de maíz, nueces y semillas frescas, o en aceite de cártamo. Es conocido como omega 6. Las vitaminas B son indispensables para convertir este aceite esencial en una forma que pueda aprovechar el cuerpo para producir prostaglandinas "buenas". Sin esta conversión, nuestro cuerpo produciría prostaglandinas "malas", lo que puede intensificar el SPM.

Vitamina E

Útil para los síntomas de senos asociados con el SPM y también para cambios de humor e irritabilidad.[5] No se ha encontrado deficiencia en vitamina E en mujeres con SPM y, sin embargo, parece ayudar con los síntomas. Por el momento, nadie está seguro de cómo funciona.

¿VITAMINA E NATURAL O SINTÉTICA?

La mayoría de las vitaminas, naturales y sintéticas, son equivalentes en su efecto debido a su estructura molecular idéntica. Por supuesto, deberíamos tomar complementos cuya composición sea cercana a lo que comemos normalmente en nuestra dieta. La vitamina E, sin embargo, es completamente diferente: la estructura de sus formas natural y sintética no es la misma. Los científicos han estudiado las dos para ver de qué manera influyen en nuestro

cuerpo. Han encontrado que la E natural es más activa bio-
lógicamente que la sintética, lo que significa que el cuerpo utilizará la primera más fácilmente. Además, es retenida
por el tejido corporal durante más tiempo, lo que prolon-
ga sus efectos.

Cuando compres vitamina E, elige la natural, conocida
como d-alfa-tocoferol. Evita la versión sintética, dl-alfa-to-
coferol.

Magnesio

Conocido como "tranquilizante natural", se recomienda en
el tratamiento de spm, sobre todo en ansiedad, tensión y otros
estados emocionales negativos. Se ha encontrado que mujeres con spm tienen niveles más bajos de magnesio en las glóbulos rojos de la sangre que quienes no padecen esos síntomas.[7]
Tomar complementos de magnesio resulta muy útil para aliviar muchos síntomas premenstruales, y es aún más efectivo
cuando se combina con vitamina B6.[8] Los dos componentes
funcionan juntos en muchos sistemas enzimáticos del cuerpo y se dice que la B6 facilita la entrada del magnesio en las
células.

El magnesio alivia síntomas psicoemocionales y ayuda con
la retención de líquidos.[9] Esto incluye dedos y tobillos hinchados, aumento de peso, hipersensibilidad de senos e inflamación abdominal.

El magnesio también produce insulina y ayuda a regular
los niveles de azúcar en la sangre que, como hemos visto,
resultan vitales para suprimir síntomas premenstruales.

Durante un ataque de migraña, los vasos capilares alrededor del cerebro se compримеny luego se dilatan. Se piensa que esto provoca el dolor. Una deficiencia en magnesio puede ocasionar que los vasos capilares tengan espasmos, lo que podría incrementar la dilatación. Un estudio en el que se administró magnesio a mujeres que padecían de migraña menstrual mostró que ayudaba no sólo a disminuir la intensidad sino también la duración de las migrañas.[10]

No es fácil medir la deficiencia de magnesio. Se hace patente si se somete a prueba los glóbulos rojos de la sangre, pero los niveles de magnesio en plasma y suero son una manera burda de medirlo, y suelen ser normales.[11] De modo que no podemos confiar en las afirmaciones de que mujeres con SPM no tienen deficiencia de magnesio, particularmente cuando su sangre ha sido medida en forma incorrecta.[12]

Como puedes deducir de lo anterior, el magnesio es una maravilla y debes asegurarte de que tus niveles sean óptimos: contribuye a aumenter la aldosterona, hormona liberada por las glándulas suprarrenales que actúa sobre los riñones para regular el balance de líquidos, y disminuye el neurotransmisor dopamina. Así, una deficiencia en magnesio podría explicar retención de agua, depresión y ansiedad asociadas con SPM.

Calcio

Desde hace 50 años se sabe que irritabilidad, ansiedad, fatiga, depresión, memoria debilitada y calambres musculares se asocian con la hipocalcemia (bajos niveles de calcio), por lo que un grupo de investigadores decidió revisar cómo afectaba la ingesta de calcio a mujerse con SPM. Un total de 466 mujeres tomaron parte en una prueba en la que recibieron calcio o un placebo. Se les solicitó que calificaran los siguientes síntomas: humores negativos, retención de líquidos, antojos desaforados de comida y dolor. Para el tercer ciclo, las mujeres que recibieron calcio experimentaron 48 por ciento de reducción en los cuatro síntomas, en comparación con el 30 del grupo placebo.[13]

Posteriores investigaciones indagaron qué ocurre con los niveles de calcio a lo largo del ciclo menstrual. Tanto en mujeres con SPM como en las que no lo padecen, sus niveles cambiaron a lo largo del mes, con una caída significativa alrededor de la ovulación. Pero, en mujeres con SPM, el nivel de la hormona paratiroidina a mitad del ciclo (cuando aumentan los niveles de calcio en la sangre) era más alto que en mujeres sin SPM. También se encontró que quienes padecían SPM tenían más baja la concentración de vitamina D.[14]

¿Qué significa esto en la práctica? Que mujeres con SPM sufren alteraciones en el modo como su cuerpo regula el calcio durante sus ciclos.

La vitamina D es importante porque estimula la absorción de calcio. Sin buenos niveles de esta vitamina, el cuerpo no puede absorber calcio de los alimentos o complementos alimenticios, independientemente de qué cantidad estés tomando. Por eso es tan importante tener un buen complemento multivitamínico y mineral (véase página 183): te proporcionará una buena base de todos los nutrientes, incluyendo vitamina D.

Parece que el calcio podría estar relacionado con las migrañas menstruales, que han sido aliviadas combinando el mineral y vitamina D.[15]

Zinc

Es uno de los componentes de más de 200 enzimas. Contribuye a convertir el ácido linoleico en GLA (véase páginas 108-109) y juega un papel relevante en la acción misma de muchas de nuestras hormonas, incluyendo sexuales e insulina. Se ha encontrado que mujeres con SPM tienen niveles menores de zinc.[16]

Cromo

De gran ayuda para el metabolismo del azúcar y, en su ausencia, la insulina es menos efectiva para controlar sus niveles en la sangre. Ayuda a la insulina a ingresar la glucosa en las células. Con SPM, muchos de cuyos síntomas son similares a los del desequilibrio del azúcar en la sangre, es vital para que obtengas los nutrientes necesarios. Sin cromo suficiente, los niveles de glucosa se elevan porque la acción de la insulina es bloqueada.

Ahora sabemos que la dieta promedio occidental es deficiente en cromo, y dos de cada tres personas padecen hipoglicemia, prehipoglicemia o diabetes.[17]

Es el mineral más ampliamente investigado en el tratamiento del sobrepeso, pues ayuda a controlar antojos desaforados y disminuye el hambre. El cromo también controla grasa y colesterol en la sangre. Un estudio mostró que la gente que tomó cromo durante un periodo de diez semanas perdió un promedio de 1.9 kg de grasa, mientras quienes tomaron un placebo sólo perdieron 0.2 kg.[18]

El efecto del cromo sobre los antojos desaforados es importante si uno de tus principales síntomas premenstruales supone cambios en el apetito. Algunas mujeres notan que pueden comer un paquete de galletas o una caja de chocolates en un día cuando se acerca su periodo, pero no piensan en comer tanto en cualquier otro momento del mes.

Idealmente, el cromo debería estar presente en forma natural en los granos que comes, trigo, maíz, centeno, avena, etcétera. Sin embargo, en cuanto se los refina, convirtiéndolos en pan, tartaletas, galletas e incluso pasta, pierden el cromo. Y los carbohidratos refinados son doblemente problemáticos: contribuyen al desequilibrio del azúcar en la sangre porque se digieren demasiado rápido y carecen del mineral mismo que hubiera equilibrado los niveles de azúcar.

Hoy se piensa que una deficiencia de cromo influye en el aumento de hipoglicemia, diabetes y obesidad[19] y que, a consecuencia de nuestra dieta refinada, muchas personas tienen ahora menos cromo del necesario.[20]

ADVERTENCIA:

Si eres diabética, habla con tu médico antes de tomar un complemento vitamínico que contenga cromo.

Manganeso

Contribuye al metabolismo de grasas y a estabilizar los niveles de azúcar en tu sangre. Influye en muchos sistemas de enzimas, incluyendo las involucradas en quemar energía y en la función hormonal de la tiroides.

Ácidos grasos esenciales (AGE)

Ya conocemos estas grasas fundamentales (véase páginas 108-109), asistentes indispensables en la eliminación de síntomas premenstruales, las cuales debes incluir en tu dieta. Pero para gozar sus beneficios debes tomarlos en forma de complemento alimenticio.

La serie omega 6 de los AGE (véase página 109), o ácido linoleico, es convertido en gama-linoleico (GLA), que se encuentra en prímula, borraja y rabo de alacrán. Sin embargo, muchas mujeres con SPM tienen problemas para realizar esta conversión a GLA porque carecen de una enzima llamada delta-6-desaturasa.[21] Varios factores pueden impedirlo, entre ellos estrés, dieta alta en azúcares y deficiencias de B6, magnesio y zinc. Debido a este problema, es importante complementar la dieta con estos AGE ya convertidos, en otras palabras, bajo la forma de GLA. (La etiqueta del complemento dirá en efecto GLA en lugar de aceite de prímula o de rabo de alacrán, por ejemplo.)

Una gran cantidad de investigaciones se ha centrado alrededor del aceite de prímula (EPO, por sus siglas en inglés) y sus efectos sobre el SPM. Algunas han mostrado que, en efecto, reduce los síntomas premenstruales[22], mientras otras indican que no es más eficaz que un placebo. El punto interesante está en que los mejores resultados con el EPO ocurren cuando las mujeres toman también B6 o un multivitamínico,[23] lo que nuevamente confirma que los complementos no deben ser tomados como única solución.

Asimismo, el EPO puede ser útil para mujeres cuyos principales síntomas premenstruales son hipersensibilidad de senos o senos fibrocísticos (véase página 235).[24] Generalmente debes tomarlo durante tres meses para que sea efectivo.

ADVERTENCIA:

No tomes aceite de prímula si eres epiléptica.

Triptófano

Como vimos en el capítulo 6, es un aminoácido con un efecto determinante sobre la depresión: el cuerpo lo utiliza para producir serotonina, sustancia que hace que el cerebro "se sienta bien". El triptófano existe en forma natural en alimentos lácteos, pescado, plátanos, dátiles secos, soya, almendras y cacahuates.

Se sabe que los niveles de serotonina son reducidos en algunas mujeres con SPM y el nuevo enfoque es usar antidepresivos, llamados IRSS (inhibidores de recaptación de serotonina selectivos, como el Prozac), para controlar los síntomas en alguna medida. Así, hoy se piensa, generalmente, que deberíamos mantener la serotonina en su nivel óptimo. Su producción depende de la cantidad de triptófano transportado al cerebro.

El triptófano es un aminoácido, y la forma en que comes puede determinar la cantidad que llega a tu cerebro. La proteína está constituida por largas cadenas de aminoácidos. Cuando la ingieres, tu cuerpo la descompone en diferentes aminoácidos, que luego viajan por tu torrente sanguíneo hasta llegar al cerebro. Hay una barrera entre sangre y cerebro que controla lo que ingresa al cerebro y propicia una verdadera competencia: como hay menos moléculas de triptófano que de otros aminoácidos, éstos atraviesan la barrera dejando atrás a aquél.

Si comes carbohidratos con proteína, la situación es muy distinta. Los carbohidratos ayudan a liberar insulina, la cual aprovecha otros aminoácidos y permite que el triptófano domine; otra razón por la que no debes seguir una dieta de sólo proteína (véase páginas 100-103), ya que la combinación de proteína y carbohidratos en un mismo alimento puede ser benéfica para el tratamiento de SPM.

Es interesante que, cuando nos sentimos deprimidas, comemos pan, pasteles, caramelos y alimentos dulces, todo lo cual es carbohidrato. De algún modo, el cuerpo está tratando de allegarse sus propios medicamentos. Está bien hacerlo y también obedecer a tus instintos, así como a los mensajes de tu cuerpo. Sin embargo, es importante qué *tipo* de carbohidratos. Como hemos visto, los integrales, saludables, proporcionan una liberación sostenida de energía, mientras que los alimentos refinados aumentan la insulina y las fluctuaciones del azúcar en la sangre.

Mencioné en el capítulo anterior que el triptófano ya no es asequible como complemento alimenticio. Antes era posible conseguir L-triptófano pero, desafortunadamente, una compañía biotecnológica japonesa produjo otro obtenido genéticamente, al cual se le imputaron 37 muertes. En su lugar, hoy es posible obtener un nuevo producto, llamado 5-hidroxitriptófano (5-HTP), que proviene de un pequeño frijol africano llamado *Griffonia simplicifolia*. Ha atraído la atención de los científicos porque, en el cuerpo, se convierte naturalmente en neurotransmisor cerebral de serotonina (véase también los efectos del triptófano sobre el insomnio en la páginas 156-157).

De hecho, el 5-HTP ha demostrado ser mejor que el L-triptófano y también puede tomarse con alimentos, pues no lo afectan otros aminoácidos y atraviesa fácilmente la barrera sangre-cerebro.[26]

Se han realizado muchas investigaciones sobre los beneficios del 5-HTP sobre la depresión, y se ha demostrado que es tan eficaz como los antidepresivos farmacéuticos pero con menos efectos colaterales.[27] El 5-HTP y la fluvoxamina (fármaco antidepresivo) son eficaces en el tratamiento de la depresión. En términos de tolerancia y seguridad, sin embargo, el 5-HTP demostró ser superior a la fluvoxamina en tanto, al parecer, es marcadamente distinto en la severidad de sus efectos colaterales adversos… "Nuestros resultados confirman claramente la eficacia del 5-HTP como antidepresivo."

ADVERTENCIA:

Si estás tomando medicamentos inhibidores de la monoaminooxidasa (MAOI, por sus siglas en inglés) o cualquier otro medicamento para tratar la depresión, no tomes 5-HTP.

Antioxidantes

Son sustancias que de manera natural contienen los alimentos. Tienen un fuerte impacto en la salud general, principalmente porque protegen al cuerpo de sustancias conocidas como "radicales libres".

El oxígeno, vital para la supervivencia, puede ser también un reactivo químico. Puede volverse inestable y ocasionar la "oxidación" de otras moléculas, proceso que genera radicales libres. Éstos son un concepto bastante complejo pero, en síntesis, son átomos químicamente inestables que pueden ocasionar toda suerte de daños a tu cuerpo. Contaminación, fumar, alimentos fritos o en barbacoa y rayos ultravioleta del Sol pueden provocar también estos radicales libres.

Se les relaciona con problemas de salud como cáncer, enfermedad de las coronarias cardiacas y envejecimiento prematuro. Aceleran este proceso al destruir células saludables; también pueden atacar el ADN en el núcleo de una célula ocasionando cambios o mutaciones en ella, y cáncer. Para protegernos de las radicales libres tenemos los antioxidantes, que se encuentran en forma natural en los alimentos, especialmente en frutas y vegetales. Las vitaminas A, C y E, más los minerales selenio y zinc, son antioxidantes y se encuentran en los siguientes alimentos:

Fuentes de antioxidantes

Vitamina A Frutas y vegetales amarillos y anaranjados, como zanahorias, calabaza y pescado graso

Vitamina C	Frutas (en especial cítricos), vegetales de hojas verdes como brócoli, coliflor, moras, fresas, zarzamoras, papas y batatas
Vitamina E	Nueces, almendras, avellanas, aguacates, semillas, aceites vegetales y pescado graso
Selenio	Nueces de Brasil, atún, col
Zinc	Calabaza y semillas de girasol, pescado, almendras

Se sabe que tanto la vitamina E como el zinc influyen en los síntomas premenstruales (véase páginas 171-172 y 173), y todos los antioxidantes contribuyen a mantenerte sana. Tu propósito último al tratar el SPM es mejorar tu salud general a fin de que tu cuerpo produzca las cantidades correctas de hormonas y luego las utilice exactamente como está dispuesto por la naturaleza a lo largo de tu ciclo. Si tu dieta tiene una buena cantidade de antioxidantes, tu cuerpo se verá beneficiado.

Cómo tomar complementos alimenticios

Ciertos nutrientes han sido puestos a prueba en forma aislada y se ha descubierto que son útiles para tratar el SPM. Pero, ¿qué hay de todos los demás que no han sido probados, como selenio y manganeso? En mi opinión, ni vitaminas ni minerales requieren probarse de manera individual. Como funcionan en armonía y la mayoría depende de los demás para actuar en forma eficiente, los nutrientes no deben ponerse a prueba en forma aislada porque los científicos nunca obtendrán una idea correcta de lo que realmente sucede.

Cuando tomes cualquier complemento alimenticio, asegúrate siempre de que el fundamento de tu régimen sea un multivitamínico y mineral. Esto proporciona un buen rango de nutrientes, lo que previene cualquier desequilibrio fundamental ocasionado por tomar complementos aislados. Añade luego cualquier complemento extra con los nutrientes particulares, benéficos para el SPM.

Cuando de complementos alimenticios se trata, la regla es que obtienes lo que pagas. Necesitarás complementos de buena calidad para la máxima absorción. Te sugiero comprar cápsulas (vegetales en lugar de gelatina) mejor que tabletas. Las cápsulas por lo común estan llenas con los nutrientes esenciales. Las tabletas, en cambio, pueden incluir aglutinantes y excipientes.

Complementos minerales como el calcio deberían tomarse bajo la forma de citratos, ascorbatos o polinicotinatos, que son más fáciles de absorber por el cuerpo. Debes evitar clorhidratos, sulfatos, carbonatos y óxidos, pues no son tan asimilables, por lo cual los complementos minerales pueden circular por el cuerpo sin ser absorbidos. Es importante que leas las etiquetas.

La otra forma en que los minerales son más digeribles es la quelación, proceso en que le mineral es "enganchado" a un aminoácido. Esto permite una asimilación tres a diez veces mayor que los no quelados. Elige marcas queladas siempre que te sea posible.

Recuerda que las presentaciones más baratas son probablemente menos eficaces. Atente a marcas conocidas y con reputación como BioCare, Solgar, Lamberts y también The Natural Health Practice, que cuenta con un producto excelente con todos los nutrientes mencionados, así como hierbas, que comentaremos en seguida.

A propósito de las dosis correctas de estos minerales y vitaminas, lee el capítulo 13.

Si ya ingieres complementos alimenticios y quieres saber qué tan bien los absorbes, haz la siguiente prueba: pon tu complemento en un vaso de vinagre tibio durante 30 minutos, revolviendo de vez en cuando. El vinagre tibio representa de manera aproximada las condiciones en que se encuentra tu intestino. Si el complemento no se disuelve después de media hora, entonces, como dicen los críticos, "estás pagando mucho por orina nutritiva". En otras palabras, es probable que tus nutrientes salgan por el otro extremo de tu aparato digestivo casi idénticos a como ingresaron. Mi recomendación es que cambies de marca.

Y, finalmente, toma cualquier cantidad de vitaminas y minerales con tus alimentos. Que tu cuerpo los reconozca como parte de tu dieta, de modo que serán mejor absorbidos con tus bocadillos o alimentos.

Capítulo 8

Hierbas

La herbolaria es la forma más antigua de la medicina. Las hierbas han sido utilizadas para curar en todas las culturas del mundo desde el principio de la historia registrada y probablemente mucho antes. Las mujeres sabias han jugado siempre un papel central en las culturas tradicionales y el conocimiento sobre las hierbas ha pasado de generación en generación. De hecho, hasta el siglo XIX, por menos 90 por ciento de todas las medicinas eran herbales.

Las hierbas son también fundamento de numerosos medicamentos farmacéuticos. La aspirina se basa en un extracto del sauce, originalmente utilizado por los americanos nativos para aliviar el dolor. Más de 70 por ciento de los medicamentos utilizados en la actualidad tienen su origen en plantas, pero la práctica farmacéutica occidental no tiene relación alguna con el modo como las usaban los pueblos nativos de todo el mundo. Las compañías de medicamentos modernos sólo usan el ingrediente activo de la planta o hierba en forma pura como base. Los pueblos antiguos utilizaban la planta entera y las culturas tradicionales que han sobrevivido siguen haciéndolo. La ventaja de usar la planta entera es que elimina o minimiza efectos colaterales. Ésta es la gran diferencia entre la medicina moderna y la herbolaria.

Ingiere dedalera (*Digitalis purpurea*). Hace siglos era utilizada para problemas cardiacos. En tiempos modernos, los científicos han aislado su principal ingrediente activo, la digoxina, y la han convertido en tableta. Pero, al hacerlo, han creado un producto riesgoso en cuanto a efectos colaterales. Al usar la planta entera, el ingrediente activo interactúa con los otros constituyentes de la planta, que naturalmente contiene "amortiguadores" que contrarrestan cualquier efecto colateral. Los hierberos creen que ésta es la manera adecuada de usar los poderes curativos de hierbas y plantas.

La manera más fácil y efectiva de tomar hierbas es como tintura, utilizando aproximadamente 5 ml (una cucharadita) tres veces al día en un poco de agua. Trata de conseguir tinturas preparadas con hierbas cultivadas en forma orgánica, que no contendrán pesticidas ni ingredientes tóxicos. En forma líquida ya están disueltas y, en consecuencia, pueden ser absorbidas y funcionar más rápidamente.

Las hierbas secas, en tabletas o cápsulas deben ser digeridas y, una vez más, funcionarán sólo hasta donde tu cuerpo sea capaz de procesarlas y absorberlas. Las hierbas no son como los medicamentos. Si se deja de tomar uno de éstos, los síntomas pueden volver y te encontrarás en el mismo sitio en que comenzaste. Las hierbas pueden suavizar los síntomas, pero funcionan a un nivel más profundo y tratan la raíz del problema al mismo tiempo que los síntomas; conforme tu cuerpo recupere el equilibrio, éstos comienzan a desaparecer.

Las hierbas que mejor funcionan sobre síntomas premenstruales corrigen cualquier desequilibrio hormonal. Como nadie está seguro exactamente de cuáles hormonas están fuera de balance, es mejor tomar las que tienen un efecto regulador general. He incluido también algunas hierbas para la retención de líquidos, que pueden ayudarte si experimentas inflamación o incluso hipersensibilidad de senos. Otras contribuyen a fortalecer el hígado, el cual desintoxica y excreta las hormonas "viejas".

En el capítulo 13 encontrarás las dosis correctas y la duración óptima del tratamiento para cada una de estas hierbas.

Hierbas que equilibran las hormonas

Las he incluído según el nombre comúnmente reconocido de cada planta.

Sauzgatillo *(Vitex agnus-castus)*

Fruto de flores violeta, miembro de la familia de las verbenáceas que crecen en el Mediterráneo y Asia Central. Hipócrates lo menciona como benéfico para el sistema reproductivo femenino. Fue utilizado por los antiguos griegos y romanos para disminuir el impulso sexual en los hombres, especialmente monjes —de allí el nombre: "cordero casto"—, pero de hecho puede tener el efecto opuesto en la libido de las mujeres.

Es la hierba más importante en el tratamiento del spm. Ha sido ampliamente estudiada en relación con los síntomas

premenstruales y se ha demostrado que es muy útil para re-
establecer el equilibrio de las hormonas. La más reciente investigación que confirma los beneficios de la agnus-castus
sobre el SPM fue reportada en el *British Medical Journal* en
2001.[1] Más de la mitad de las mujeres que la tomaron experimentaron 50 por ciento de clara mejoría en sus síntomas
en sólo tres ciclos. La investigación concluyó que "la agnus-
castus es un tratamiento bien tolerado y eficaz para el síndrome premenstrual, ahí donde sus efectos fueron
confirmados por médicos y pacientes. Los efectos son detec-
tados en la mayoría de los principales síntomas".

La agnus-castus regula las hormonas sexuales al incidir
sobre la glándula pituitaria. Reduce la hormona folículo estimulante (FEH) y aumenta la producción de la luteinizante
(LH), lo cual equilibra la proporción de estrógenos y progesterona, sobre todo en la segunda mitad del ciclo. Es también
útil para tratar la retención de líquidos y puede tener efectos
benéficos sobre la tiroides. Parece que ayuda cuando los altos niveles de prolactina son un problema.[2]

Cohosh negro (*Cimicifuga racemosa*)

Buen normalizador del sistema reproductivo femenino y útil
para tratar el SPM. Fue utilizada por los nativos norteameri-
canos, de donde deriva el otro nombre con que se la conoce:
squawroot. Tiene un efecto calmante sobre el sistema nervioso y, como regula las hormonas, es útil cuando tus principales síntomas incluyen ansiedad, tensión y depresión.
También te convendría probarla si tienes dolores de cabeza y
calambres premenstruales, puesto que tiene acciones anties-

pasmódicas. Es un poderoso analgésico y a menudo útil como preparación para dar a luz. No conviene si tienes periodos muy abundantes y evítala al inicio del embarazo.

Calvaria (*Scutelleria lateriflora*)

Hierba maravillosa para el sistema nervioso, especialmente si experimentas ansiedad, tensión, depresión, irritabilidad, dolores de cabeza e insomnio en los días anteriores a tu periodo. Tiene también cualidades antiespasmódicas, lo que puede ayudar con los periodos dolorosos y fortalecer la función hepática.

Dong quai (*Angelica sinesis*)

Planta alta de hojas bifurcadas y flores blanco verdosas. La raíz es utilizada medicinalmente. Requiere de unos tres años antes de estar lista para su cosecha.

Esta hierba china se ha utilizado desde tiempos remotos. Es muy popular para tratar problemas asociados con el sistema reproductivo y se considera el "ginseng femenino". Puede ser útil para los síntomas de spm porque promueve el equilibrio hormonal.[3] La dong quai también es un relajante muscular, por lo que es sugerida en las mujeres con dolores y calambres premenstruales.[4]

En la medicina tradicional china se le utiliza combinada con otras hierbas para producir un efecto benéfico general. Es conocida, sin embargo, como el máximo "tónico" femenino.

Parece que la dong quai tiene efectos fitoestrogénicos (véase páginas 116-119), extremadamente útiles para problemas como el SPM. Los fitoestrógenos pueden ser eficaces cuando el problema es una excesiva carencia y, simultáneamente, por demasiados estrógenos. Si están bajos, su efecto es débil (alrededor de 400 veces más débiles que los estrógenos animales), pero si están muy elevados, pueden embonarse en los receptores de estrógeno del cuerpo e impedir que ingresen otros.

La hierba puede contribuir también a regular los niveles de azúcar en la sangre, lo que, como hemos visto, es vital en el SPM.

Hierbas para la retención de líquidos

Al cambiar tus patrones de alimentación y acercarte a la salud óptima, la retención de líquidos comenzará a corregirse. Sin embargo, tal vez necesites ayuda extra al principio. Asegúrate de reducir tu ingesta de sal y alimentos salados. También es importante que bebas más agua. Si limitas tu ingesta de agua, tu cuerpo pensará que hay escasez y tratará de retener la poca que tomas. El agua es un diurético natural.

Diente de león (*Taraxacum officinale*)

Indicada para la retención de líquidos, es un diurético natural que libera los fluidos sin que el cuerpo pierda nutrientes vitales. Contiene más vitaminas y minerales que cualquier otra hierba y es una de las mejores fuentes de potasio. El diente de león contribuye a mejorar la función hepática, por lo que se recomienda para desintoxicación general y eliminación de hormonas.

Muchas mujeres que padecen retención de líquidos recurren a los diuréticos. Cuando se usan químicos, sin embargo, pueden perderse minerales importantes, como el potasio. El diente de león es la opción perfecta: es un diurético poderoso y contiene buenos niveles de potasio, crucial para el correcto funcionamiento del corazón.

Toda la planta puede ser utilizada terapéuticamente. Las hojas tienen un enorme efecto diurético, mientras la raíz una fuerte acción sobre el hígado. Éste es un buen ejemplo de por qué es importante utilizar una planta entera en lugar de algunas de sus partes.

El diente de león ayuda también al páncreas a funcionar más adecuadamente. Como el páncreas secreta la insulina, el diente de león puede regular los niveles de azúcar en la sangre.

Hierbas para el hígado

Necesita funcionar eficientemente a fin de eliminar hormonas y productos de desecho. Más aún, este órgano vital puede ayudar a eliminar las hormonas "viejas" de modo seguro y eficiente durante cada ciclo. Cuando tratas de mantener tus hormonas en equilibrio, no quieres "viejas" circulando para sumarse al problema.

Si padeces migrañas o dolores de cabeza premenstruales o menstruales, es aún más importante que tu hígado funcione bien. Filtra la sangre y remueve toxinas, contaminantes, hormonas y productos de desecho. Si estas sustancias no son eliminadas de la sangre, pueden hacerte sentir cansada, deprimida, aletargada y con dolor de cabeza.

Diente de león (*Taraxacum officinale*)

Una vez más, el diente de león llegó para quedarse: excelente diurético y tiene un efecto terapéutico sobre el hígado.

Cardo mariano (*Silybum marianum*)

Originaria de Europa occidental y central, crece salvaje en todo el mundo. Es miembro de la familia de las compuestas y alcanza más de tres metros de altura con flores púrpuras. Las semillas de la planta son utilizadas terapéuticamente.

Es una hierba excelente para el hígado: varios estudios han mostrado que puede incrementar el número de nuevas células para reemplazar a las desgastadas.[6] Se utiliza en el tratamiento de enfermedades hepáticas y en la actualidad existen más de 450 informes publicados sobre sus beneficios. El cardo mariano es uno de los remedios herbales más antiguos y fue utilizada en la vieja Roma "para recoger la bilis".

Debido a sus poderosos efectos antioxidantes (más poderosos que los de las vitaminas C o E), puede impedir que sustancias tóxicas penetren las células hepáticas y minimizar el daño que ocasionarían de hacerlo.[7]

El positivo efecto del cardo mariano sobre el hígado la convierte en un seguro beneficio para cualquiera que enfrente problemas con el alcohol. Su acción protectora es tan poderosa que incluso puede convertirse en un escudo para el hígado contra las toxinas del hongo oranja verde. Para poner esto en perspectiva, 30 por ciento de las personas que comen oranja verde morirán por envenenamiento, pero la tasa de éxito del cardo mariano para prevenir la muerte a causa de esta toxina es de 100 por ciento.[8]

Además de ser fuertes antioxidantes, las semillas contienen 60 por ciento de ácido linoleico (véase página 109), graso esencial de suma importancia para aliviar síntomas premenstruales.

Hierbas para la depresión

La hierba de San Juan (*Hypericum perforatum*) ha sido utilizada por siglos. Junto a sus bien documentados efectos antidepresivos, es un buen remedio para el sistema nervioso y puede aliviar tensión y ansiedad. Tiene también beneficios diuréticos, lo que la vuelve útil para tratar síntomas premenstruales ligados a la retención de líquidos.

Crece en Europa, Asia y América. Está clasificada como mala hierba y tiene flores amarillas. Los puntitos rojos en los pétalos contienen hipericina, que los científicos creen es uno de los ingredientes activos responsables de contrarrestar la depresión.

Si tu principal síntoma premenstrual es depresión, vale la pena que consideres tomar hierba de San Juan. A lo largo de los últimos cinco años, su interés como antidepresivo botánico ha sido enorme. Un análisis en gran escala que comprendió veintitrés estudios publicados en el *British Medical Journal* mostró que es un tratamiento efectivo para depresión, problemas de sueño y ansiedad.[9]

Como la depresión es uno de los síntomas premenstruales más agudos, los beneficios que aporta esta hierba comienzan a atraer el interés de la investigación. Una pequeña prueba con diecinueve mujeres mostró que tomada durante sólo dos ciclos, aliviaba la depresión y ansiedad premenstruales.[10]

Se piensa que en este sentido puede inhibir la recaptación de serotonina (véase páginas 76-77), dopamina y noradrenalina. Los antidepresivos farmacéuticos sugeridos para SPM detienen la recaptación de serotonina (de allí su nombre, inhibidores de recaptación de serotonina selectivos o IRSS). La hierba de San Juan trabaja del mismo modo que un medicamento, pero tiene menos secuelas negativas.

Es importante notar, sin embargo, un efecto colateral de la hierba de San Juan: aumenta la fotosensibilidad, sobre todo en la gente de piel clara. En la práctica, quienes la toman tienen un mayor riesgo de quemarse más rápido cuando se exponen al sol, sobre todo si es tomada en dosis altas durante largos periodos, pero es un efecto reversible cuando deja de tomársela.

Un estudio comparó los efectos de la hierba de San Juan contra el antidepresivo imipramina.[11] Los resultados mostraron que la hierba era "equivalente terapéuticamente" a la imipramina; en otras palabras, funcionaba tan bien como el antidepresivo pero, y esto es interesante, era mejor tolerada. Se reportaron efectos adversos en 39 por ciento de las participantes que tomaron hierba de San Juan, en comparación con 63 por ciento de quienes ingirieron imipramina. Más aún, sólo 3 por ciento suspendieron la toma debido a efectos adversos de la hierba de San Juan, contra 16 por ciento de imipramina.

Nota:

Si estás tomando cualquier medicamento, como antidepresivos, tienes que hablar con tu médico antes de tomar la hierba de San Juan. Se ha sugerido que puede impedir el funcionamiento adecuado de la píldora y hay preocupación acerca de sus interacciones con otros medicamentos para problemas cardiacos, coágulos, epilepsia, migrañas e inmunosupresión después de transplantes de órgano, así como en el tratamiento del VIH.

Hierbas para el estrés

El efecto de la adrenalina sobre el cuerpo juega un papel fundamental en el control de los síntomas premenstruales, por lo que es importante evitar el estrés siempre que sea posible y asegurarte de que tu cuerpo es capaz de lidiar con, o adaptarse al estrés de tu vida cotidiana (véase páginas 135-149). Hay una hierba que sobresale para aliviar los efectos del estrés en tu sistema: el ginseng siberiano.

Ginseng siberiano (*Eleutherococcus senticosus*)

Arbusto que crece en el norte de Asia oriental. La raíz de la planta es utilizada por sus propiedades para aliviar el estrés.

Está clasificada como un adaptógeno, que funciona de acuerdo con las necesidades de tu cuerpo, proporcionándote energía cuando lo requieres y ayudándote a combatir estrés y fatiga cuando estás bajo presión. Fortalece la función de las glándulas suprarrenales. El ginseng siberiano es extremadamente útil cuando has estado bajo estrés mental o físico y debería tomarse alrededor de tres meses.

Es la hierba más investigada en el mundo, con más de mil estudios científicos que la respaldan. Además de sus efectos positivos sobre las glándulas suprarrenales, ayuda a normalizar el metabolismo y fortalecer el sistema inmunológico. Estimula el metabolismo de los carbohidratos y de ese modo tiene un efecto benéfico en las fluctuaciones del azúcar en la sangre, lo que contribuye a aliviar los síntomas premenstruales, particularmente los antojos desaforados de azúcar, chocolate y otros alimentos la semana anterior al periodo.

El ginseng siberiano no es un verdadero ginseng y no debería ser confundido con el ginseng panax (coreano). Aun cuando este último puede ayudar con el estrés, también puede sobreestimular el cuerpo, sobre todo si es utilizado con cualquier sustancia que contenga cafeína. La investigación ha mostrado que el ginseng panax no debería utilizarse en mujeres con fibrosis en senos —enfermedad caracterizada por senos abultados, hipersensibles— ni con cáncer dependiente de estrógenos. Como el SPM está ligado al ciclo y a la fluctuación de hormonas, es mejor tomar sólo ginseng siberiano.

Hierbas para antojos desaforados

Además de regular los niveles de azúcar en la sangre (véase páginas 86-103) mediante la dieta y añadiendo cromo a tu programa de complementos alimenticios, quizá necesites un poquito más de ayuda para controlar cualquier antojo desaforado en las primeras semanas. La manera más fácil de hacerlo es utilizando tamarindo malabar.

Tamarindo malabar (*Garcinia cambogia*)

La frutita tropical llamada tamarindo malabar se cultiva en Asia, donde la corteza se utiliza en las cocinas thai e india. La garcinia contiene HCA (ácido hidroxicítrico, por sus siglas en inglés), relacionado con el que se encuentra en los frutos cítricos. El HCA estimula tu cuerpo para que transforme los carbohidratos en energía en lugar de acumularlos como grasa. El HCA parece refrenar el apetito, con lo cual reduce la ingesta de alimentos e inhibe la formación de grasa y colesterol.

También puede ser útil para incrementar la quema de grasa. La teoría sugiere que activa una enzima llamada carnitina acetil-transferasa, la cual acelera este proceso.[12]

En el capítulo 13 encontrarás cómo combinar todo esto de manera sencilla. También hallarás información sobre un producto excelente de The Natural Health Practice que contiene en un solo paquete los minerales, vitaminas y hierbas más importantes.

Capítulo 9

Opciones al tratamiento

Como hemos visto, dieta, cambios en el estilo de vida y tratamiento herbal forman la columna vertebral del enfoque natural al tratamiento del SPM. Sin embargo, hay otros tratamientos y terapias que pueden estimular el proceso curativo y asegurar que tu cuerpo recupere el equilibrio y se acondicione. No todos son esenciales y es posible que unos te funcionen mejor que otros. Constituyen un complemento al tratamiento natural del SPM y funcionan de maneras diferentes para aliviar los síntomas y asegurar que tu cuerpo esté trabajando a su nivel óptimo.

Terapia de luz (o fototerapia)

Dos terapias han sido utilizadas para tratar SPM:

Desorden Afectivo de Temporada (SAD, por sus siglas en inglés)

El SAD, es una afección bien definida, una especie de depresión de temporada que afecta durante los oscuros meses de invierno y desaparece en primavera y verano. En el invierno, los síntomas son muy similares al SPM: las personas se sienten deprimidas y aletargadas, y tienen antojos desaforados de carbohidratos y alimentos dulces. Así, no sorprende que la terapia de luz diseñada para tratar el SAD pueda ser usada también para aliviar el SPM.

Se cree que el SAD se debe al desequilibrio de melatonina, así como a la mayor secreción de cortisol. Ambas son hormonas, la primera producida por la glándula pineal, la segunda por las suprarrenales, cuando no hay suficiente luz natural.

Al tratar el SAD, se utiliza iluminación de espectro completo para estimular la glándula pineal. Los pacientes se sientan frente a una lámpara durante algunas horas —tres es el periodo normal— al inicio y al final del día durante los meses de invierno. Esto no es fácil de hacer y algunos expertos han sugerido que se deberían reemplazar los focos ordinarios por versiones de espectro completo, a fin de obtener una buena iluminación en el transcurso de la vida cotidiana.

Para probar la teoría de que el SPM podría tratarse de la misma manera, se pidió a mujeres con y sin SPM someterse a una terapia de luz durante tres meses la semana anterior a su periodo. Se utilizó una luz roja mortecina como placebo. Se encontró que todos los tratamientos de luz, incluyendo el placebo, reducían la depresión premenstrual.[1] De modo que es difícil saber si la terapia de luz realmente produce alguna diferencia. Como en la mayoría de las pruebas de spm, el placebo también resultó benéfico. Aún más, fue bastante evidente para la mayoría de las mujeres si estaban o no bajo tratamiento de luz continua de espectro completo, lo que, por supuesto, pudo afectar los resultados.

Estimulación fótica

La otra terapia de luz para el tratamiento de spm es la estimulación fótica, o luz titilante: una luz roja parpadeante es proyectada a través de una máscara alrededor de quince minutos al día. La teoría supone que, como anteriormente se ha demostrado que la estimulación fótica induce el relajamiento[2] y ayuda también con los cambios de humor, debería tener un efecto benéfico sobre el spm.[3] Un estudio publicado en el *Journal of Obstetrics and Gynaecology* encontró que los síntomas premenstruales de doce de diecisiete mujeres mejoraron cuando fueron expuestas a una luz roja titilante todos los días durante más de cuatro ciclos.[4] Una no obtuvo mejoría alguna y otra abandonó el tratamiento debido a que sus síntomas empeoraron. El artículo afirma que los efectos de la luz sobre los síntomas son mayores que los del relajamiento solo y sugiere que, en casos de spm, el ritmo externo día-y-noche del cuerpo puede desincronizarse. Se cree que la máscara ayuda a sincronizar el reloj del cuerpo.

Es imposible contar con un grupo placebo en una prueba como ésta porque las mujeres que participan en la prueba experimentan o no los efectos de una luz roja titilante. Esto, por supuesto, cuestiona los resultados del estudio en alguna medida. En este estudio particular, el inventor de la máscara era también el principal autor del artículo, por lo que es indispensable realizar más investigaciones independientes. Mi pregunta sería la siguiente: si esto funciona a partir de resincronizar el reloj noche/día, ¿permanecería éste sincronizado a largo plazo? ¿O las mujeres deberían continuar con este tratamiento hasta la menopausia?

El poder de la luna

Hay otro aspecto interesante a propósito de la luz vinculado con el día y la noche. Se sabe con certeza que los efectos del día y de la noche pueden gobernar la capacidad reproductiva de un animal. El nexo parece ser la luna.

Como sabemos, su atracción regula los movimientos de los mares. Las mareas altas se producen en la parte de la Tierra más cercana a la luna.

Todas y cada una de las gotas de agua en los océanos responden a esta fuerza lunar, y todos y cada uno de los seres vivos marinos —animales y plantas— están conscientes del ritmo. Un cierto gusano marino sale a la superficie del mar alrededor del último cuarto de la luna. Experimentos de laboratorio han mostrado que el gusano pierde su ritmo, emergiendo a la superficie en todas las fases de la luna, si se lo mantiene bajo una luz constante. En cambio, si a la luz usual brillante se agrega durante sólo dos noches del mes otra luz, los gusanos salen a la superficie exactamente una semana después. Evidentemente interpretan la luz extra como luna llena y actúan en consecuencia.

La conexión entre la luna y los ciclos menstruales aparece en muchas culturas del mundo, y casi todas tienen una raíz etimológica común para las palabras "luna" y "menstruación". Nuestro propio vocablo "menstruación" proviene del latín "menses", que significa "mes", y ambas están relacionados con la luna. En África, la expresión nativa para menstruación es estar "en la luna". Un ciclo mensual promedio es de aproximadamente 28 días y el lunar es de 29.5 días de una luna llena a la siguiente.

La conexión melatonina

La estructura del cuerpo que responde a la luz es llamada glándula o cuerpo pineal. Tiene forma de cono, está en el cerebro y secreta melatonina, hormona vinculada con el SAD (véase más arriba). La melatonina tiene un ritmo muy definido circadiano o diario. El nivel de su secreción es diez veces mayor por la noche que durante el día. Parece que es el cronómetro biológico y este reloj interno gobierna la secreción de diferentes hormonas en diversos momentos del día o de la noche. Si la glándula pineal está dañada o ausente durante la infancia, los niños pueden entrar a la pubertad muy tempranamente; esta condición recibe el nombre de "pubertad precoz". En consecuencia, hay un vínculo muy claro entre la glándula pineal y la reproducción.

Se sabe que la melatonina inhibe la secreción de la hormona luteinizante (LH), directamente ligada con la ovulación. Asimismo, que en estudios de laboratorio con animales, la luz constante aumenta la FEH (hormona folículo estimulante), ligada también con la ovulación.

Cuando tratas de eliminar un problema como el SPM, directamente ligado con el ciclo menstrual, puedes pensar en algo tan simple como la luz. Nuestro cuerpo está gobernado por este ciclo oscuridad-luz en un nivel fundamental, pero nuestra sociedad, activa las 24 horas, nos empuja a violentar este ciclo básico. De hecho, el advenimiento de la luz artificial puso de cabeza el ciclo entero día-noche. Podemos ir de compras las 24 horas del día, comer a la mitad de la noche cuando nuestro sistema digestivo está desacelerando, y exponernos a la luz sin parar un minuto siquiera, si así lo quisiéramos.

El otro problema con nuestra sociedad moderna, evidente en la vida citadina, es que aun cuando nos disponemos a dormir seguimos expuestos a alguna luz. Las luces de la calle, los faros de los autos, las luces nocturnas, los relojes digitales y el reflejo de cualquier forma de luz están presentes incluso en medio de la noche. Los rayos de luz pueden penetrar nuestros párpados, y la retina adaptada a la oscuridad es muy sensible incluso a bajos niveles de iluminación. El ojo envía información sobre la cantidad de luz a la glándula pineal, la que regula la consecuente producción de hormona.

Se ha sugerido que mujeres con SPM, e incluso con periodos irregulares, deberían eliminar todas las fuentes de luz externa por la noche para lograr que el cuerpo vuelva a un ciclo adecuado de luz-oscuridad. Esto asegura que la glándula pineal esté funcionando correctamente, lo que contribuye a orquestar la correcta oportunidad para la secreción de varias hormonas. Tal vez debas colocar cortinas gruesas para evitar por completo la luz de la calle, utilizar quizá un antifaz al dormir e incluso utilizar un reloj no digital; el esfuerzo bien vale la pena.

¿Qué hay de la melatonina como complemento alimenticio? En Estados Unidos se vende melatonina bajo la forma de complemento, de modo muy parecido a la vitamina C. Ha sido puesta a prueba en trabajadores con horarios nocturnos para ayudarlos a sincronizar sus horarios de sueño de vuelta a la normalidad.[5] Ha sido recomendada también para combatir el *jet-lag*. Recuerda, sin embargo, que es una hormona producida por el cuerpo y sólo debe ser tomada bajo supervisión médica. En algunos casos puede ser necesario un complemento de melatonina, pero sólo cuando los niveles existentes son demasiado bajos.

El propósito de la medicina natural es animar al cuerpo a producir la cantidad correcta de hormonas en los momentos adecuados. Añadirlas como medicamentos no es la respuesta, en la medida en que no se ataca la raíz del problema. La única manera de hacerlo es comer bien, dormir lo suficiente, cuidar tu cuerpo mediante el ejercicio y el relajamiento, consumir complementos y hierbas para estimular tu cuerpo a funcionar de manera óptima. Los atajos nunca lograrán resultados a largo plazo, y lo que pretende este libro es aliviar tu SPM de una vez y para siempre.

Psicoterapia

Hay cientos de enfoques psicoterapéuticos, pero uno en particular ha sido de gran utilidad en el tratamiento del SPM. La terapia conductista cognitiva (TCC) ha sido utilizada para tratar muchos otros problemas psicoemocionales, incluyendo ansiedad y depresión. Para mujeres con SPM, puede ser útil en los efectos psicológicos de la condición, especialmente la sensación de "haber perdido el control".[6] Se ha encontrado que el efecto de la terapia persiste más de cuatro meses después de que las sesiones han terminado.

La TCC, conocida también como "terapia cognitiva", se basa en la relación directa entre nuestro modo de pensar, sentir y actuar. Considera el siguiente ejemplo: si te dices repetidamente "¿por qué siempre cometo errores?", tu mente termina por afectar tu conducta. En otras palabras, creas una profecía autocumplida que refuerza esa conducta negativa.

El propósito de la terapia cognitiva es superar problemas al modificar nuestra manera de pensar. Se nos enseña a intercambiar patrones de pensamiento inadaptados por procesos más racionales, lo que nos ayuda a controlar situaciones específicas, conductas y, en última instancia, nuestra vida.

Si en efecto necesitas ayuda psicoterapéutica, no dudes en pedir referencias a tu médico. Como parece que el efecto de la terapia se desgasta con el tiempo, te sugiero someterte tanto a TCC *como* al enfoque nutricional para tratar el SPM en forma simultánea. Cuando dejes de asistir a las sesiones, tu bioquímica habrá cambiado fundamentalmente y el efecto será duradero a largo plazo.

Homeopatía

La palabra "homeopatía" proviene de las griegas *omio*, que significa "lo mismo", y *pathos*, que significa "padecer". En otras palabras, padecimiento similar. Refleja la clave principal que sustenta el método homeopático: una sustancia que puede curar los síntomas en una persona enferma es capaz de causarlos en otra sana.

Cada mujer que visita a un homeópata recibirá distintos remedios de acuerdo con su constitución personal y sus síntomas. La homeopatía es un sistema medicinal que apoya el mecanismo curativo del cuerpo utilizando remedios preparados especialmente. Es medicina "energética" en tanto funciona con la propia energía del cuerpo para estimular la curación y asegurar que todos los sistemas corporales estén trabajando a su nivel óptimo.

La homeopatía es una forma extremadamente sutil de medicina, apropiada y segura para mujeres de todas las edades, incluso durante el embarazo. El remedio que tomas contiene las mínimas cantidades de una sustancia, así que no te angusties si descubres que te prescribieron belladona. Mientras algunos remedios homeopáticos son usados en casa para problemas de salud "agudos" (de corto plazo), como resfriados, es esencial que consultes a un homeópata calificado para cualquier padecimiento prolongado o recurrente. Un homeópata te hará una muy detallada historia clínica que incluirá todos los aspectos de tu persona, gustos y disgustos, factores emocionales y mucho, mucho más. Entonces te prescribirá remedios acordes con tus requerimientos individuales.

La personalización del tratamiento, piedra angular de la medicina natural, supone la dificultad de realizar pruebas clínicas en homeopatía. La doble-ciega placebo-control es el "estándar de oro" de la medicina alópata que, sin embargo, no toma en cuenta que todos somos únicos. En una prueba normal doble-ciega placebo-control para evaluar, digamos, la eficacia de un medicamento en dolores de cabeza, los voluntarios son asignados aleatoriamente al grupo control (placebo) o al grupo bajo tratamiento (medicamento para dolor de cabeza). Los voluntarios no saben si están tomando placebo o medicamento y tampoco lo sabe el científico que dirige la prueba. Los voluntarios reciben la misma dosis del remedio para el dolor de cabeza.

En una prueba para mostrar si la homeopatía funciona en dolores de cabeza, no tendría sentido dar el mismo remedio a todo el grupo. La homeopatía es prescrita sobre una base individual y lo que funciona para una mujer no funcionará para otra. Sus síntomas diferirán.

Cada persona en el grupo de tratamiento deberá ser diagnosticada individualmente y recibir el remedio homeopático que le convenga. Esto podría seguir funcionando en el contexto de una prueba doble-ciega placebo, porque ninguno sabría si está tomando placebo o remedio.

Esta individualización del tratamiento es muy parecida a lo que ocurre con la nutrición. Muchas pruebas clínicas se han enfocado en los efectos de nutrientes particulares (por ejemplo, zinc *versus* placebo para infertilidad), pero lo que debe estudiarse son los efectos de ingresar a un programa de complementos alimenticios diseñado para tratar deficiencias individuales contra un programa de placebos. Este tipo de investigación no ha sido llevado a cabo para nutrición y homeopatía. No se ha tomado en cuenta que la individualización es el elemento central del tratamiento.

Con estas dificultades en mente, no sorprende que una prueba doble-ciega que estudie remedios homeopáticos fracase en el intento de mostrar algún beneficio para el SPM.[7]

Hay, sin embargo, muchos remedios homeopáticos que son útiles para los síntimas premenstruales, así como estudios que indican la eficacia de la homeopatía. Puede ser un proceso de ensayo y error descubrir cuál te conviene. Toma el remedio dos veces al día durante tres días, comenzando el anterior a tus síntomas. Si funciona y tus síntomas desaparecen, continúa tomando el remedio dos o tres días más. Si no funciona, es probable que necesites uno diferente. Si observas que los síntomas empeoran luego de tomar un remedio homeopático, puede tratarse de una "crisis curativa", signo de que tu cuerpo está esforzándose por curarse. No te asustes. Continúa tomando el remedio y observa si mejoras. Si es así, no tienes que volver a tomar el remedio.

Mientras tomas remedios homeopáticos evita cualquier cosa que huela fuerte, como pastas de dientes con sabor a menta, tabaco, café, cosméticos y artículos de baño. Mantén los remedios lejos de cualquier producto de limpieza doméstico de olor fuerte o incluso de aceites de aromaterapia.

Remedios homeopáticos para síntomas premenstruales

- Nux Vomica 30c si tienes antojo desaforado de dulces o alimentos grasosos y estás irritable
- Natrum Mur 30c si estás triste e irritable, tienes retención de líquidos, senos inflamados y migrañas
- Lachesis 30c para senos doloridos y efectos generales de SPM, incluyendo dolores de cabeza
- Pulsatilla 30c si te sientes llorosa, tienes dolor de senos y una tendencia a periodos irregulares y náusea
- Sepia 30c si tienes antojo desaforado de dulces o alimentos salados, estás llorosa, deprimida y/o generalmente te sientes irritable

Yoga

Hoy son muy comunes las clases de yoga, lo que es una fortuna: la disciplina tiene un largo historial que demuestra su capacidad para reducir el estrés y tratar con éxito el SPM. No sólo ofrece los mismos benficios que el ejercicio y el relajamiento, sino también enseña a respirar correctamente, lo que puede tener un efecto general en tu salud. Puedes practicar yoga por lapsos pequeños de cinco o diez minutos al día y seguir experimentando un patrón de beneficios probados.

Si no puedes asistir a una clase de yoga, hay videos disponibles para usarlos en casa. Hace muchos años aprendí el Saludo al Sol, serie de posiciones de yoga que fluyen de una a la siguiente. Durante la secuencia practicas la respiración profunda y el estiramiento de la columna vertebral y experimentas mayor flexibilidad, aumento de circulación y relajamiento. El Saludo al Sol está ilustrado a continuación.

Saludo al Sol

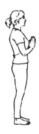 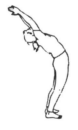

Nº 1
Con los pies juntos y los brazos colgando libremente a los costados, párate derecha y echa atrás los hombros. Inhala profundamente y, al exhalar, une tus manos frente a tu pecho.

Nº 2
Inhala y estira tus brazos encima de tu cabeza. Inclínate hacia atrás desde la cintura, con la cabeza empujando hacia atrás y las caderas apuntando hacia delante.

Nº 3
Exhala y, con un movimiento lento, inclínate desde la cintura. Si puedes, coloca la palma de las manos sobre el piso al lado de tus pies de modo que una línea recta una las puntas de tus dedos.

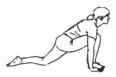

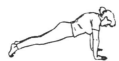

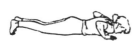

Nº 4
Exhala y mientras mantienes manos y pies en la misma posición, empuja tu pierna derecha hacia atrás y deja que tu rodilla derecha toque el suelo.

Nº 5
Mientras contienes la respiración, estira tu pierna izquierda hacia atrás y mantén ambas piernas derechas sosteniendo tu cuerpo en una posición diagonal.

Nº 6
Exhala y, flexionando tus rodillas, apoya rodillas, frente y pecho sobre el suelo elevando las nalgas. Tus codos deben permanecer cerca de los costados de tu cuerpo.

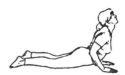

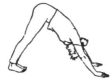

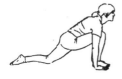

Nº 7
Inhala y, deslizando la cadera hacia delante, arquea la cabeza y apunta los dedos de los pies hacia atrás. Mantén el pecho arriba y hacia atrás y los codos cerca de los costados.

Nº 8
Exhala y, manteniendo las manos en la misma posición, estira los brazos y empuja la cadera hacia arriba tan alto como puedas mientras apoyas la planta de los pies en el suelo.

Nº 9
Inhala y, con las manos todavía en la misma posición, deja que tu cadera baje y empuja tu pierna izquierda hacia atrás. Tu rodilla izquierda debe bajar hasta el suelo con los brazos estirados.

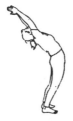

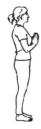

Nº 10
Exhala y, al atraer tu pierna izquierda hacia delante, eleva la cadera. Si puedes, coloca las palmas de las manos sobre el suelo a cada lado de tus pies para volver a formar una línea recta con la punta de dedos de manos y pies.

Nº 11
Inhala y estira tus brazos por encima de tu cabeza. Inclínate hacia atrás desde la cintura, con la cabeza empujando hacia atrás y las caderas apuntando hacia delante.

Nº 12
Con los pies juntos y los brazos colgando libremente a los costados, párate derecha y echa atrás los hombros. Inhala profundamente y, al exhalar, une tus manos frente a tu pecho.

Hablando en sentido estricto, el ejercicio comprende los pasos 1 a 4, pero yo hago la secuencia entera del 1 al 12 porque de ese modo ejercito ambos lados del cuerpo. Me gusta hacer toda la serie de dos a tres veces.

Reflexología

Terapia suave que incluye estimulación, masaje y presión aplicada a ciertos puntos, en manos y pies, que corresponden a varios sistemas y órganos de todo el cuerpo. Su propósito es estimular el propio sistema curativo del mismo. Estos puntos son llamados "puntos reflejo" y cada uno corresponde a una diferente parte o función del cuerpo. La reflexología ha demostrado ser útil para mujeres con SPM.

En un estudio, mujeres con síntomas premenstruales recibieron reflexología "real" —en otras palabras, presión aplicada a los verdaderos puntos reflejo— y reflexología "placebo", con presión en lugares incorrectos. Las mujeres que recibieron reflexología "real" mejoraron más rápidamente que las otras.[8] Quienes visitan a reflexólogos informan sentirse más tranquilas y les resulta más fácil controlarse.

Para obtener el mayor beneficio de la reflexología, debes buscar un practicante registrado con el que puedas acordar sesiones regulares en el periodo anterior a tu menstruación. También puedes probarlo en casa. Utilizando la siguiente guía sencilla, trata de masajear los puntos adecuados de tus pies. Usa el borde de tu pulgar para masajear profunda pero suavemente el área apropiada. Comienza las sesiones la semana anterior a tu periodo y continúa una vez al día durante la menstruación.

1. Relaja ambos pies y masajea el punto del plexo solar en ambos pies (en el centro del pie, bajo la pelota del pie).
2. Utilizando el borde del pulgar, masajea el área que se relaciona con el páncreas. Se encuentra en el borde interior de la planta de tu pie derecho y a medio camino hacia abajo en el centro de tu planta izquierda. Esto ayudará a equilibrar el azúcar en la sangre.
3. Los puntos relacionados con tus riñones se encuentran a medio camino hacia abajo en el centro de la planta del pie. Masajear esa área puede ayudar a estimular el flujo urinario, lo que puede ser útil en los periodos de retención de líquidos.
4. Usa la punta del pulgar para masajear los puntos reflejo que corresponden a las suprarrenales. Se encuentran en la parte interior de la planta de cada pie justo arriba del punto medio, como a un centímetro hacia adentro del borde del pie. Esta acción regula el equilibrio mineral, renueva la energía y libera una forma natural de cortisona, lo que puede reducir la hinchazón y la inflamación.
5. Para tratar dolores de cabeza e irritabilidad, masajea los dos dedos gordos presionándolos y extendiéndolos.

Sexo

Se ha sugerido que el sexo regular ayuda a normalizar ciclos irregulares y reduce los síntomas del spm. El biólogo reproductivo estadounidense Winnifred Cutler dice que se debe a las feromonas masculinas (olores) que inhalan las mujeres en su compañero cuando están desnudos.[9] Mujeres con ciclos cortos o largos participaron en esta prueba y 85 por ciento de ellas recuperó su ciclo menstrual regular de 28 a 30 días después de oler las axilas de su pareja todas las noches durante tres meses.

Todavía no sugerí este remedio a ninguna de mis pacientes, pero observo que deben ser las axilas del mismo hombre las que se huelan de manera regular; aparentemente, múltiples feromonas no tienen el mismo efecto normalizador.

Acupuntura

Es posible usar acupuntura, junto con otras recomendaciones de este libro, a fin de aumentar la efectividad del tratamiento. También puede ser usada junto con el convencional. Se trata de un sistema de medicina chino que tiene dos milenios de antigüedad y está basado en el concepto del Qi (se pronuncia *chi*), energía natural del cuerpo. Lo que se propone un acupunturista es equilibrar el flujo del Qi a lo largo de vías llamadas meridianos. Al clavar unas finas agujas en el meridiano, es posible estimular la propia respuesta curativa del cuerpo. La acupuntura puede ser particularmente útil para corregir desequilibrios hormonales y generalmente ayuda con los síntomas premenstruales.

Aromaterapia

Empleo de aceites de esencias que se encuentran en tallos, flores, hojas, cortezas, semillas o piel de plantas aromáticas. Una vez extraídos, se vuelven más concentrados y potentes.

Cada aceite tiene sus propiedades específicas y funciona en dos niveles: a través de nuestro sentido del olfato y al ser absorbidos por la piel y los pulmones hacia el torrente sanguíneo, donde tiene un efecto terapéutico sobre órganos, glándulas y tejidos. Excepción hecha de los aceites de lavanda y del árbol del té, los de esencias deben mezclarse con algún aceite base, como el de almendras, o diluirse en agua, antes de entrar en contacto con tu piel. Pueden utilizarse unas gotas de aceite de esencias directamente en el baño de tina.

Estos aceites pueden ser muy útiles para aligerar muchos efectos del spm y ayudar en problemas como desequilibrio hormonal, hepáticos, estrés y del sueño. Otros aceites de esencias, como salvia sclarea, son útiles para el spm en tanto mejoran el humor y regulan las hormonas. El hinojo es útil para la retención de líquidos y puede añadirse a un baño o utilizarse como aceite para masaje. Otros recomendables son:

- Jazmín, puede aligerar la depresión asociada con el spm, así como tensión y ansiedad
- Enebro, trabaja sobre los riñones y el sistema urinario, convirtiéndolo en un excelente tratamiento para la inflamación. Ayuda también a "desintoxicar" y fortalecer la acción hepática
- Aceite de uva, trabaja principalmente sobre el hígado y la vesícula biliar, por lo que puede ser útil para estreñimiento, dolores de cabeza y dolencias hepáticas, todo lo cual puede afectar los síntomas del spm
- Geranio, tiene un efecto refrescante y regulador y ayuda con las condiciones que afectan al sistema nervioso, como inquietud y ansiedad

⚘ Romero, puede contribuir a prevenir la retención de líquidos cuando es utilizado en masajes regulares

⚘ Bergamota y manzanilla, eficaces para reducir depresión e irritabilidad

⚘ Lavanda, puede ayudar a reducir la tensión y promover el equilibrio y un sueño reparador.

Algunos aceites no son adecuados durante el embarazo. Acude con un practicante calificado antes de utilizar algún aceite si estás embarazada.

Masaje

Una de las formas de terapia más antiguas y sencillas. El masaje consiste en golpetear, presionar y amasar diferentes áreas del cuerpo para aliviar el dolor, relajar, estimular y tonificar. El masaje logra mucho más que hacerte sentir bien (¡aun cuando es muy bueno para eso!). Trabaja también sobre los tejidos suaves (músculos, tendones y ligamentos) mejorando el tono muscular. No sólo tiene efectos claros sobre los músculos que se encuentran justo bajo la piel, se cree que llega también hasta capas musculares más profundas y posiblemente hasta los órganos mismos. El masaje estimula también la circulación sanguínea y asiste al sistema linfático, paralelo al sistema circulatorio, mejorando la eliminación de desperdicios tóxicos en todo el cuerpo.

Hay muchas más terapias utilizadas ampliamente en el tratamiento de condiciones de salud femeninas y, como cada mujer es un individuo, vale la pena experimentar para descubrir cuáles te convienen.

Capítulo 10

Para lidiar con los síntomas

Digamos que sigues la dieta recomendada en el capítulo 5 y te has empeñado en tu régimen de tres meses de complementos nutritivos y hierbas. Pronto tu cuerpo alcanzará un estado de buena salud y tus síntomas premenstruales habrán desaparecido. Si es así, excelente. Sin embargo, el propósito a largo plazo de este programa es eliminar el spm completamente. Y quizá encuentres que, aun cuando tu cuerpo sana y recupera su equilibrio, sigues experimentando algunos síntomas que afectan tu calidad de vida. En esta situación, las siguientes recomendaciones ayudarán a suavizar los síntomas mientras tu cuerpo se recupera por completo.

Los síntomas que comento en seguida son los que la mayoría de las mujeres describen como los más comunes e incómodos.

Antojos desaforados de azúcar y alimentos

Más de 60 por ciento de las mujeres experimentan antojos desaforados de azúcar en la semana anterior a su periodo. Muchas han admitido que son capaces de comer cajas enteras de chocolates o paquetes de galletas durante el periodo menstrual, mientras los mismos alimentos no tienen ni de lejos el mismo atractivo para ellas durante el resto de su ciclo.

Algunas experimentan estos antojos por alimentos distintos a los dulces y sienten la necesidad de atiborrarse por razones inexplicables. El alcohol puede ser un problema particular durante esa época, porque algunas mujeres se sienten más estresadas y con la necesidad de relajamiento instantáneo, y porque eleva los niveles de azúcar en la sangre en el corto plazo. Pueden volverse más sensibles al alcohol premenstrualmente, lo que significa que se emborrachan más fácilmente y no pueden tolerarlo en la forma en que generalmente lo hacen.

Este efecto nunca ha sido explicado del todo pero es interesante que la intolerancia al alcohol es observada también en personas que tienen cándida (un hongo sobredesarrollado: véase páginas 257-265). Las mujeres con cándida se emborrachan con una pequeña cantidad de alcohol, y la investigación ha mostrado que quienes intentan "todo" para aliviar su SPM consiguen alivio sólo cuando su candidiasis es tratada.[1]

Estos antojos desaforados de alimentos y alcohol no pueden ser "controlados" psicológicamente. En otras palabras, decirte a ti misma que te esfuerces por ejercer algún autocontrol y evites los alimentos problema es algo que sencillamente no funciona. Todos experimentamos épocas en que comemos demasiado y, bajo circunstancias normales, la clave es la autorrestricción. Sin embargo, durante el periodo premenstrual, los antojos desaforados que experimentamos son apremios bioquímicos, es decir, nuestro cuerpo está demandando efectivamente cierto tipo de alimento o satisfacer una genuina necesidad. Parece que el cuerpo está tratando de prevenir o corregir una caída demasiado repentina o prolongada del nivel de azúcar en la sangre, lo que a su vez ocasiona liberación de adrenalina y, en consecuencia, se bloquea la captación de la hormona progesterona.

De modo que, ¿por qué no ocurre esto todos los días del mes? Parece que la interacción entre las fluctuantes hormonas femeninas y los fluctuantes niveles de azúcar en la sangre ocasiona que los antojos desaforados se vuelvan imperativos.

El mejor modo, y en realidad el único, de controlar los antojos desaforados de azúcar o alimento es comer poco y a menudo. Como expliqué en el capítulo 5, comer regularmente contribuye a mantener tu azúcar en equilibrio. Si disminuye (ocasionando hipoglicemia o bajo nivel de azúcar), tu cuerpo demandará que lo regules de inmediato. La manera fácil de conseguir este "rápido alivio" es ingresar más azúcar en tu sistema, lo que ocasionará una elevación súbita y marcada.

El nivel de azúcar en tu sangre baja de este modo drástico si pasas demasiado tiempo sin comer (más de tres horas en el periodo premenstrual) o cuando tu dieta se basa principalmente en alimentos que contienen azúcar y cafeína. Éstos proporcionan una rápida elevación del azúcar, que desemboca en una rápida caída. Este tipo de dieta produce un círculo vicioso autoperpetuante en el cual necesitas comida por sus efectos, lo cual, sin embargo, empeora la situación, de modo que nuevamente necesitas de otro rápido ajuste del equilibrio.

A fin de evitar los antojos desaforados, debes romper este círculo. La manera más fácil de lograrlo es eliminar cafeína y azúcar al mismo tiempo que comes carbohidratos de buena calidad (véase páginas 90-91) de acuerdo con el esquema de "poco y a menudo". Esto impedirá que el nivel de azúcar en tu sangre aumente y disminuya demasiado y, sin estos cambios, encontrarás que tus antojos desaforados quedan bajo control.

Remedios naturales

Además de comer poco y a menudo para eliminar los antojos desaforados, puedes, durante tres meses, aprovechar algunos nutrientes y remedios naturales para favorecer este proceso.

Lo más importante para los antojos desaforados de alimentos y azúcar son el cromo, la hierba *Garcinia cambogia* y varios remedios homeopáticos.

El cromo es importante para controlar los antojos desaforados de azúcar y alimentos porque es un mineral esencial para el metabolismo del azúcar. Sin él, la insulina es menos efectiva para controlar los niveles de azúcar. El cromo contribuye también a reducir el hambre, lo que puede ser útil para quienes tienen oleadas de apetito y antojos desaforados premenstruales.

Adopta el programa de complementos que aparece en las páginas 288-289 y asegúrate de tomar un total de 200 mcg de cromo. Quizá necesites añadir cromo extra si experimentas antojos desaforados de alimentos y azúcar, pues es probable que no tengas el suficiente en tu complemento multivitamínico y mineral.

> **ADVERTENCIA:**
>
> Si eres diabética, debes hablar con tu médico antes de tomar cromo en forma de complemento.

La *Garcinia cambogia* (véase página 199) es un pequeño fruto tropical llamado tamarindo malabar, que contiene HCA (ácido hidroxicítrico, por sus siglas en inglés). Esta fruta ayuda a refrenar el apetito y puede usarse mientras trabajas en tu dieta. El HCA ayuda también a tu cuerpo a aprovechar los carbohidratos como energía en lugar de acumularlos como grasa.

Algunas compañías productoras de complementos alimenticios venden una combinación de cromo y *Garcinia cambogia*, pero no tomes la Garcinia si eres propensa a las migrañas.

Dos remedios homeopáticos (véase páginas 208-211) se indican para antojos desaforados de alimentos y azúcar:

* Sepia 30c, si tienes antojos desaforados de alimentos dulces o salados
* Nux Vomica 30c si tienes antojos desaforados de alimentos dulces o grasos.

Hay varios otros remedios adecuados que funcionarán si son prescritos por un homeópata de acuerdo con tus síntomas específicos.

Retención de líquidos

Como hemos visto, es un problema en muchas mujeres y a menudo empeora antes del periodo. No te sientas tentada a limitar tu ingesta de líquidos, lo cual puede ocasionar inflamación, pues tu cuerpo supondrá que necesita conservar agua. El agua es un diurético natural y debe tomarse tan frecuentemente como te sea posible, sobre todo si estás reteniendo líquidos.

Suspende tu ingesta de sal, la cual puede promover retención de líquidos (véase páginas 119-120). La sal de mesa es cloruro de sodio y éste afecta la capacidad de tu cuerpo para balancear la retención de líquidos y la presión sanguínea. Otro mineral, el potasio, funciona con el sodio para regular el agua y normalizar el ritmo cardiaco. Entre más sodio consumas, más potasio necesitarás para contrarrestar su efecto. La Organización Mundial de la Salud recomienda un máximo de 6 g (una cucharadita rasa) de sal al día. Esto nos proporciona 2 400 mg de sodio. Sólo necesitamos 500 mg al día para estar saludables.

El sodio se encuentra en forma natural en todos los vegetales, frutas y granos, y ya está presente en la mayoría de los alimentos preparados, incluidos aderezos de ensaladas, galletas, pan, salsas e incluso vegetales enlatados. La mayoría de las personas terminan ingiriendo alrededor de 9 g de sal al día, pues es muy fácil consumirla en exceso sin darse cuenta. Una hamburguesa en un bollo puede contener 6 g; dos rebanadas de pan integral, 1.2 g, y una de pizza de queso y tomate, 5.3 g. Dos rebanadas de pan contienen más sal que un paquete de frituras.

También consumimos sodio en forma de nitrato de sodio, preservante utilizado en la carne, y en forma de glutamato de monosodio, saborizante utilizado en alimentos precocinados y comida china.

Si tu ingesta de sal es alta, podrías estar cargando 1.8 kg de más en sobrepeso debido a la retención de líquidos. Un informe gubernamental en Gran Bretaña de 1998 sobre nutrición y enfermedades cardiacas, presentado por el Comité sobre Aspectos Médicos, concluyó que la reducción de sal en la dieta a una tercera parte podría salvar al menos 34 mil vidas al año. El tratamiento usual de primera línea para la alta presión sanguínea son los diuréticos, que trabajan previniendo la reabsorción de sodio y potasio. Los médicos recomiendan también que reduzcamos nuestra ingesta de sal, perdamos peso, practiquemos ejercicio en forma regular, suspendamos el alcohol y dejemos de fumar.

La retención de líquidos puede ser ocasionada también por los mismos altibajos de azúcar en la sangre que disparan muchos síntomas premenstruales.

Cuando el azúcar disminuye de golpe, automáticamente es liberada adrenalina al torrente sanguíneo para tomar el azúcar acumulada en las células y llevarla a la sangre a fin de rectificar el desequilibrio. Al mismo tiempo, cuando el azúcar sale de las células es reemplazado por agua, lo que ocasiona la hinchazón e inflamación asociadas con la retención de líquidos. Así, al seguir las recomendaciones de las páginas 86 a 103 para regular el azúcar en tu sangre contribuirás también a reducir la retención de líquidos.

Muchas mujeres que padecen retención de líquidos se vuelcan hacia los diuréticos. Éstos aumentarán la tasa a la que se pierde líquido, pero también eliminarás de tu cuerpo importantes minerales, entre ellos potasio, vital para la correcta función cardiaca.

Remedios naturales

El diente de león (véase páginas 192-193) es un diurético herbal que permite que los líquidos sean liberados sin pérdida de nutrientes vitales. Contiene más vitaminas y minerales que cualquier otra hierba y es una de las mejores fuentes naturales de potasio.

El perejil es también diurético y puede ser ingerido como parte de tu dieta. Inicialmente, sin embargo, si padeces extrema retención de líquidos, valdría la pena tomarlo como de tintura durante un par de meses. Podrías mezclarlo con diente de león para obtener una tintura combinada.

Los remedios homeopáticos pueden ser útiles también en la retención de líquidos y el remedio más específicamente indicado para ello es el Natrum mur, sobre todo si también te sientes triste e irritable en los días previos a tu periodo.

Los aceites de aromaterapia pueden ser muy eficaces para combatir la retención de líquidos. El hinojo, que actúa para desintoxicar y está indicado particularmente para cualquier condición de "hinchazón" o "inflamación", puede ser añadido a un baño de tina tibio (aproximadamente diez gotas).

Sumérgete en él de quince a veinte minutos para obtener un mejor efecto. El enebro ayuda también con la inflamación y la hinchazón y puede ser añadido tanto a un baño como utilizado en forma de aceite para masaje.

Dolores de cabeza y migrañas

Los dolores de cabeza son de los síntomas premenstruales más comunes. Algunas mujeres sólo padecen estos dolores o ataques de migraña justo antes o el primer día de su periodo. Cerca de seis millones de personas padecen migraña en Gran Bretaña, pero las mujeres superan a los hombres en razón de tres a uno.

Los dolores de cabeza son distintos a las migrañas. Los primeros son molestos pero usualmente no van acompañados de otros síntomas. Las migrañas, en cambio, siguen un patrón de síntomas y éstos pueden ser distintos en cada persona. Algunas experimentan síntomas de advertencia (que se conocen como "aura") antes de comenzar el dolor, como vista nublada, cambios en la visión, bostezos, fatiga y adormecimiento de un lado del cuerpo. El dolor mismo puede ir acompañado de náusea y, en ocasiones, de vómito. Las migrañas se presentan cuando los vasos sanguíneos del cerebro se constriñen y dilatan intermitentemente.

Durante las migrañas, antes de las alteraciones en los vasos sanguíneos, hay también un cambio en la química cerebral. Se libera serotonina, que afecta al hipotálamo en el cerebro e hincha sus vasos sanguíneos. Éstos irritan e inflaman los nervios, lo que ocasiona un ciclo de dolor que puede durar horas o incluso días. También las prostaglandinas pueden resultar estimuladas y, si hay un aumento en la producción de PGE 2, o prostaglandinas "malas" (véase páginas 109-110), puede aumentar la inflamación y el dolor.

Hay diferentes dolores de cabeza. Una de las formas más comunes es por tensión. Dado que el SPM fue conocido inicialmente como *tensión* premenstrual o TPM, es fácil ver por qué la época premenstrual del mes puede anunciar dolores de cabeza por tensión. Éste puede experimentarse como una banda alrededor de la cabeza que se extiende hacia abajo hasta los músculos de cuello y hombros.

Otro asociado al SPM es conocido como dolor del seno nasal, ocasionado por hinchamiento de las células en la entrada del seno nasal. De hecho es otro signo de retención de líquidos, rasgo común de SPM en muchas mujeres.

Nadie conoce la causa de los dolores de cabeza y las migrañas premenstruales, pero se cree que son ocasionados por bajos niveles de estrógenos antes de la menstruación. Otras sugerencias apuntan a la fluctuación de hormonas justo antes del periodo, lo que nos hace más sensibles a los usuales causantes de dolores de cabeza y migrañas. Un 80 por ciento de las personas que padecen migrañas dejaron de tener dolores de cabeza cuando se embarazaron, por lo que hay allí una evidente correlación. La píldora anticonceptiva puede también provocar migrañas.

Cualquiera que sea el patrón de tus dolores de cabeza, sigue las recomendaciones dietéticas señaladas en el capítulo 5, con particular atención al azúcar en la sangre. Saltarse comidas o comer irregularmente puede motivar un dolor de cabeza o una migraña en cualquier momento, pero especialmente en la etapa premenstrual, cuando serás más sensible a estas fluctuaciones.

Remedios naturales

El magnesio es un relajante muscular, y una deficiencia en este mineral puede ocasionar que los vasos sanguíneos entren en espasmo. Asegurarte de que tienes suficiente magnesio es importante para prevenir ataques premenstruales de dolor de cabeza y migrañas. Tomar magnesio todos los días ha demostrado ayudar con la intensidad y duración de las migrañas, en comparación con los placebos.[2] Toma de 250 a 350 mg dos veces al día todo el mes.

Incluye una buena cantidad de ácidos grasos esenciales omega 3 y omega 6 (véase páginas 108-109) a fin de mantener bajo control las prostaglandinas "malas". Un estudio mostró que personas que padecían migraña experimentaban una significativa reducción tanto en la frecuencia como en la intensidad del ataque con sólo tomar aceites de pescado omega 3 todos los días.[3]

La hierba altamisa (*Tanacetum parthenium*) puede ser, asimismo, un buen tratamiento para migrañas y dolores de cabeza. El ingrediente activo de la altamisa es la parteniolida, que dilata los vasos sanguíneos. La altamisa bloquea también la producción de la prostaglandina inflamatoria PGE 2. Usa té, tintura o extracto con 250 mcg de parteniolida y tómalo tres veces al día. En un estudio, 70 por ciento de quienes padecían migraña llegaron a la conclusión de que tomando altamisa, sus ataques ocurrían con menos frecuencia o incluso desaparecían definitivamente.[4]

Toma hierbas como cardo mariano (véase páginas 193-195) para mejorar la función hepática. Mientras mejor trabaje tu hígado, más capaz será de lidiar con la fluctuación de hormonas al acercarse tu periodo. Un hígado saludable será capaz también de producir todas las enzimas necesarias para descomponer ciertos alimentos que podrían ocasionar migrañas.

También es posible padecer dolor como resultado de tomar muchos analgésicos. Esto puede convertirse en un círculo vicioso, puesto que muchos contienen codeína o cafeína, lo que los hace adictivos. Es posible desarrollar intolerancia a los analgésicos, por lo que la dosis debe ser aumentada para que tengan efecto, lo que desemboca en la reincidencia de un dolor de cabeza y la necesidad de más analgésicos.

La aromaterapia y la homeopatía pueden aliviar los dolores de cabeza premenstruales.

Alimentos disparadores

Cuando te dé un dolor de cabeza o una migraña, anota lo que aconteció ese día. Escribe lo que comiste, a qué hora y una breve descripción del día que tuviste. ¿Te sentías estresada, exhausta o sólo cansada? Ve si puedes encontrar un patrón o disparador. Si te da migraña sólo una vez al mes, es posible que haya un alimento al que eres sensible sólo premenstrualmente, cuando tus hormonas están fluctuando. En cambio, si la padeces a lo largo del ciclo, es posible que un alimento te afecte todo el tiempo, de modo quizá más pronunciado antes de tu periodo.

Ciertos alimentos contienen sustancias, como tiramina, feniletilamina e histamina, que provocan migrañas en mujeres susceptibles. Entre estos alimentos están queso, cítricos, vino tinto, chocolate y café. Habrá un intervalo entre tomar el alimento y padecer el ataque, razón por la cual no siempre es fácil identificar al que ocasiona el problema. Este lapso es consecuencia de que el problema irrumpe cuando el alimento llega al hígado y debe ser descompuesto por las enzimas.

Por ejemplo, el vino tinto puede ser un problema pues contiene altos niveles de sustancias químicas conocidas como fenoles. Generalmente una enzima destruye estas sustancias químicas pero, aparentemente, quienes padecen de migraña tienen niveles más bajos de esta enzima, y parece que el vino tinto inhibe aún más su funcionamiento. Sin estas enzimas, se liberan aminos vasodilatadores, que expanden los vasos sanguíneos del cerebro. Alcohol y chocolate contienen feniletilamina, y el queso tiramina. Los mismos alimentos pueden contener también histamina o componentes liberadores de ésta. Por ejemplo, el vino tinto contiene 20 a 200 veces más histamina que el blanco.

Los alimentos que incluyen estos aminos (histamina, tiramina, feniletilamina, etcétera) pueden ocasionar migraña al dilatar los vasos sanguíneos de aquellas personas sensibles a esas sustancias.[5]

Tú puedes deducir tus propios disparadores. Sin embargo, si no puedes establecer una conexión, un simple examen de sangre puede hacer esa evaluación por ti. Debes tener cuidado acerca del tipo de examen de sangre que elijas porque uno normal de alergia a alimentos medirá anticuerpos, disparados por el sistema inmunológico. Con las migrañas, el problema no es ocasionado por el sistema inmunológico sino por sustancias químicas en los alimentos. He descrito un examen de sangre adecuado para migrañas en la página 292.

Consejos para disminuir el dolor de cabeza

Están diseñados para ayudarte cuando tienes un ataque, pero el propósito principal es subrayar recomendaciones dietéticas, de complementos alimenticios y hierbas. Es todo esto lo que, en última instancia, evitará la aparición de tus dolores de cabeza.

1. Masaje

Frotar las sienes contribuye a aliviar el dolor. Un masaje de cuello y hombros debería también ayudar. Si usas una mezcla de aceites de esencias relajantes y analgésicos (véase páginas 216-218) puedes obtener beneficio extra.

2. Frío y caliente

Poner una compresa fría sobre el área en que está centrado el dolor puede reducir el torrente sanguíneo, lo que permite a los músculos relajarse. Sin embargo, se ha encontrado que el lado de la cabeza afectado por el dolor parece estar más frío que el otro. En ese caso, sería más útil usar calor. Debes experimentar con ambos, por turno, para descubrir cuál mejora tus síntomas individuales. Algunas personas que padecen migrañas se sienten en realidad mejor luego de un baño de tina tibio, sobre todo si añades un aceite de esencias, como lavanda, mientras para otras es más efectivo poner los pies en agua tibia.

3. Ejercicio de relajamiento muscular

Para relajar los músculos, particularmente cuando tienes un dolor de cabeza por tensión, siéntate en una silla y coloca tus codos sobre una mesa. Junta las manos estrechamente alrededor de la parte posterior de tu cabeza y presiona lentamente tu barbilla contra el pecho. Sostén esta posición por dos minutos. Usa tus manos para girar tu cabeza hacia la derecha dos minutos y luego vuelve a la posición contral. Utiliza tus manos para girar tu cabeza hacia la izquierda, conserva la posición nuevamente por dos minutos antes de soltar.

4. Acupuntura

La acupuntura puede ser un muy útil para dolores de cabeza y migrañas; puede utilizarse al mismo tiempo que la dieta y los complementos alimenticios.

5. Orgasmo

En algunas mujeres un orgasmo ayuda a liberarlas de dolor de cabeza puesto que descongestiona los vasos sanguíneos. Para otras, sin embargo, el sexo puede provocarles dolor de cabeza. Hay una condición llamada cefálea orgásmica benigna, dolor de cabeza en un solo lado que puede experimentarse durante el sexo. Estos dolores de cabeza coitales no se producen siempre y desaparecen por sí solos en pocos minutos o, si acaso, en unas horas.

6. Homeopatía

Un homeópata revisará tu constitución y estilo de vida y te prescribirá un remedio individual (véase páginas 208-

210) de acuerdo con tus síntomas. Pero hay algunos buenos remedios para tratar dolores de cabeza agudos:

* Natrum Muriaticum (Natrum mur). Principal remedio cuando los dolores de cabeza están relacionados con el periodo. Resulta particularmente útil cuando tus síntomas incluyen retención de líquidos, senos hinchados, tristeza e irritabilidad.

* Lycopodium. Adecuado cuando el dolor se experimenta en el lado derecho y está ligado a comidas que te brincas.

* La Spigelia cuando el dolor se experimenta en el lado izquierdo y está asociado con presión en el ojo.

* La Belladona es de los mejores remedios para dolores de cabeza con palpitaciones. Está indicado para muchos tipos de migraña, y dolores de cabeza asociados con el rostro encendido y las pupilas dilatadas.

* La Aconita sirve para dolores de cabeza repentinos, más aún en el frío o en una corriente de aire; se experimentan como una banda apretada alrededor de la cabeza. Está indicada si te sientes aprehensiva.

* Para estallidos de dolor de cabeza, cuero cabelludo hipersensible y síntomas que empeoran en tiempo húmedo y nublado, prueba el Hypericum.

* Para dolores asociados con irritabilidad, peores al despertar y se sienten como un dolor que marea, sordo, como moretón, prueba el Nux Vomica. Es también útil para dolores ocasionados por excesos en alimentos y alcohol, lo que es común durante el periodo menstrual.

* La Bryonia ayudará si sientes la cabeza adolorida, con dolores agudos y punzantes que empeoran al mover los ojos.

* La Pulsatilla ayuda si te sientes llorosa, con dolor de cabeza general.

7. Aromaterapia

Tanto lavanda como manzanilla pueden eliminar un dolor de cabeza si se las utiliza en cuanto comienza. Otros aceites útiles son el de romero, que estimula el suministro de sangre a la cabeza, y el eucalipto, que disminuye el dolor y reduce la congestión. Añade unas gotas de alguno de ellos a un baño de tina tibio o conviértelo en un aceite para masaje aplicado a cuello y hombros.

Hipersensibilidad de senos

Más de 70 por ciento de las mujeres en Occidente experimentan cambios en los senos que fluctúan con sus ciclos menstruales. Pueden incluso tenerlos tan sensibles, hinchados y/o abultados que la incomodidad es insoportable. Algunas no soportan que las abracen y encuentran difícil dormir porque no pueden acomodarse.

Hay varios términos médicos para describir estos cambios en los senos, entre ellos: dolores cíclicos o mastalgia, mastitis cíclica o enfermedad fibrocística de los senos. A pesar de su severidad y de la confusión que pueden ocasionar, la mayoría de los problemas son benignos y no se relacionan con cáncer. Sin embargo, no los ignores. Cualquier cambio inusual en tus senos debe ser reportado a tu médico.

Como los síntomas están ligados a tu ciclo, podría ser más fácil decir que hipersensibilidad y abultamiento son "ocasionados" por cambios hormonales durante el ciclo, pero es interesante notar que mujeres de países asiáticos, como Japón, no experimentan los mismos cambios aun cuando tienen las mismas hormonas circulando por su cuerpo cada mes.[6] ¿Cuál es la principal diferencia entre mujeres orientales y occidentales? Además de la geografía, se trata en gran medida de la dieta. He ahí por qué lo que comes es tan importante para controlar cualquier síntoma premenstrual.

Si la hipersensibilidad es tu principal síntoma, debes evitar cualquier bebida o alimento que contenga cafeína. Estos alimentos contienen sustancias llamadas metilxantinas que incluyen cafeína teofilina y teobromina. Se ha demostrado que incrementan los problemas de senos dolorosos, abultados y sensibles —conocidos como enfermedad fibrocística de senos—,[7] y se encuentran en café, té negro, té verde, chocolate, refrescos de cola e incluso café descafeinado, así como en medicamentos que contengan cafeína, como los remedios para dolores de cabeza.

También se ha encontrado una conexión entre la enfermedad fibrocística y el estreñimiento. Un estudio mostró que mujeres con menos de tres movimientos intenstinales a la semana tienen 4.5 veces más probabilidades de desarrollar problemas de senos que las mujeres con movimiento intestinal diario.[8] Es importante que mantengas una ingesta de fibra adecuada mediante granos integrales, vegetales y frutas que aseguren tu regularidad. No comas salvado, que puede sumarse a tu problema e irritar tu intestino. Contiene fitatos que pueden bloquear tu ingesta de valiosos minerales, como hierro, calcio y magnesio. Como una deficiencia de magnesio es bastante común en el SPM, no querrás exacerbar la situación al impedir que tu cuerpo absorba el magnesio de los alimentos.

Si necesitas ayuda extra, espolvorea 15 ml (una cucharadita) de semillas de linaza en tu cereal de la mañana o remoja 15 ml de linaza en una pequeña cantidad de agua y trágala. Asegúrate de estar bebiendo bastante agua fresca, particularmente si tomas linaza.

Come bien y sigue las recomendaciones dietéticas del capítulo 5. Incluye también buenas cantidades de fitoestrógeno (véase páginas 116-119), puesto que estos estrógenos naturales débiles contribuyen a mantener en orden cualquier exceso de hormonas y explican por qué la mayoría de las mujeres asiáticas no experimentan incomodidad en los senos como nosotras. Los fitoestrógenos son estrógenos vegetales y se hallan en soya, garbanzos y lentejas. Inclúyelos en tu dieta tan a menudo como te sea posible.

Remedios naturales

Quizá necesites añadir algunos nutrientes extra durante tres meses si la hipersensibilidad de los senos es un problema serio para ti. Si eres sensible a las metilxantinas en café y el chocolate, puedes requerir sólo tres meses para resolverlo. Sencillamente elimina alimentos con cafeína y eso producirá una clara diferencia en tus síntomas.

El hierro, que en su forma inórganica es llamado sulfato ferroso, puede ocasionarte también estreñimiento, lo que puede aumentar tu hipersensibilidad de senos. Por esa única razón, sólo deberías tomar hierro si tienes una deficiencia. Si una prueba de sangre muestra que son necesarios los complementos porque eres anémica y padeces estreñimiento como resultado, deberías cambiar a una forma orgánica de hierro que no tiene los mismos efectos colaterales.

La vitamina E ha mostrado en varios estudios que ayuda a reducir dolor e hipersensibilidad de senos, por lo que vale la pena tomarla como complemento más de dos meses para ver si alivia tus síntomas.[9]

Los cambios cíclicos en los senos pueden ser consecuencia de un exceso de estrógenos en relación con la progesterona. El Lactobacillus acidophilus (véase página 122) aumenta los niveles de enzimas que funcionan para reabsorber los estrógenos "viejos" en tu cuerpo. Estos probióticos (bacteria beneficiosa) ayudan también a mejorar el tiempo de tránsito de un movimiento intestinal. Entre más tiempo permanezca el material fecal en tu organismo, más hormonas "viejas" y toxinas pueden ser reabsorbidas de nueva cuenta en tu cuerpo.

Como se menciona en la página 171, las vitaminas B son relevantes para eliminar el SPM, pero sobre todo si padeces incomodidad de senos. Las vitaminas B ayudarán a tu hígado a descomponer los estrógenos "viejos" que pueden estar haciendo estragos en tu ciclo y creando un exceso de estrógenos debido a que las hormonas "viejas" no están siendo eliminadas adecuadamente. Por esta razón, tomar un complemento de vitaminas B puede ayudar a reducir los síntomas en senos.

Los ácidos grasos esenciales son parte importante de una dieta saludable, pero la investigación ha mostrado que tomar un complemento alimenticio con aceite de prímula que contenga GLA (ácido gama-linoleico) puede tener un efecto significativamente positivo en la incomodidad de los senos.[10] El GLA ayuda a controlar la producción de una prostaglandina "mala" llamada PGE 2, que puede causar calor e inflamación en los senos si los niveles son demasiado altos. El GLA incrementa también el nivel de otra prostaglandina "buena", la PGE 1, que ayuda a regular el efecto de la prolactina en senos.

La investigación ha mostrado también que el aceite de prímula puede ser muy útil para mujeres cuyo principal síntoma premenstrual es la hipersensibilidad de senos o la enfermedad fibrocística (que también es una condición cíclica).[11] Debe tomarse alrededor de tres meses para que sea efectiva, así que no te rindas.

El contenido de GLA es normalmente de 40 mg por cápsula, y es posible que debas tomar más de ocho al día para lograr el efecto deseado (la dosis sugerida es entre 240 y 320 mg al día). El contenido de GLA en cada cápsula varía mucho de un complemento alimenticio a otro, por lo que vale la pena buscar una marca que contenga altos niveles.

El aceite de prímula es sólo uno de los importantes aceites estudiados por su efecto sobre la incomodidad de senos. Los aceites de rabo de alqacrán, semilla de grosella negra y borraja pueden ser igualmente efectivos.

ADVERTENCIA:

Habla con tu médico antes de tomar una sola cápsula que contenga GLA si tienes algún historial de epilepsia.

Los ácidos grasos omega 3 son especialmente importantes para que los senos sean saludables porque se ha demostrado que inhiben el crecimiento tumoral. Muchos estudios han mostrado que los ácidos grasos omega 3 juegan un papel protector contra el cáncer de senos.[12]

Toma la hierba agnus-castus (véase páginas 189-192), que ayuda a equilibrar las hormonas. Toma también el cardo mariano (véase páginas 193-194) para asegurarte de que tu hígado procese los estrógenos en forma eficiente y de ese modo cualquier exceso sea excretado. La hierba *Ginkgo biloba* ha demostrado también ser útil, y una prueba realizada por un hospital en Francia ha mostrado que las mujeres que lo tomaron tienen significativamente menos dolor premenstrual de senos que quienes tomaron un placebo.[13]

Hay varios aceites de esencias que pueden ser útiles. Puedes mezclarlos juntos y masajear tus senos con ellos o utilizar unas cuantas gotas en tu baño de tina. Por ejemplo: hinojo, geranio, enebro y lavanda pueden contribuir a promover el drenaje linfático y ayudar a regular los desequilibrios hormonales, todo lo cual aliviará el dolor de senos.

En forma similar, remedios homeopáticos tomados un día antes de que comiencen normalmente tus síntomas, pueden serte de ayuda. Los mejores para que pruebes son:

- Lachesis, para senos adoloridos y síntomas que empeoran por la mañana.
- Calcarea, cuando tus senos están adoloridos e hinchados, tienes antojos desaforados de huevos y cosas dulces y te sientes cansada y falta de energía.
- Pulsatilla, para senos dolorosos y cuando te sientes mareada y llorosa.

* Natrum Mur, que es excelente para retención de líquidos, senos hinchados y cuando te sientes triste e irritable.

Cambios de humor

¿Los cambios extremos de personalidad son uno de tus síntomas principales, al punto de que no te sientes la misma persona en la segunda mitad del mes? ¿Te pones irritable, enojada, deprimida, llorosa y/o ansiosa? Es interesante que las mujeres que describen estar totalmente conscientes de lo que está ocurriendo —estar irritables con los niños, enojarse con su pareja, llorar sin razón particular, sentirse muy tristes, perder los estribos y volverse irracionales por cualquier cosa insignificante— no son, sin embargo, capaces de controlarlo. Una vez que llegan sus periodos, se sienten como una persona distinta. Es fácil pensar que no ocurrirá el próximo mes pero, inevitablemente, recurren los mismos síntomas y la mayoría de las mujeres son impotentes para evitarlo.

Si esta situación te suena familiar, debes poner en práctica de inmediato las recomendaciones para el azúcar en la sangre (véase páginas 86-103). Estos síntomas son signos de que el azúcar en tu sangre ha caído significativamente y se ha liberado adrenalina. Lo que estás experimentando es el efecto de una irrupción de adrenalina. Estás totalmente lista para "huir o pelear", pero la mayor parte de esa condición se convierte en riñas a diestra y siniestra.

Sería interesante que observaras estos estallidos cuando se presenten. Ocurrirán a menudo cuando te saltes una comida o tengas que esperar para comer hasta que tu pareja llegue a casa. La mayoría de las mujeres alimentan a sus hijos y luego esperan a su compañero para comer. Si no desayunaron abundantemente, su cuerpo es forzado a pasar mucho tiempo con poca comida, lo que ocasiona una caída significativa en los niveles de azúcar en la sangre. No es sorprendente que todo estalle cuando llega su pareja.

Asegúrate de comer poco y a menudo y de eliminar cualquier cosa que contenga cafeína o azúcar, lo que intensifica las altas y bajas en los niveles de azúcar.

Remedios naturales

Definitivamente añade un complejo B a tu tableta usual multivitamínica y mineral. Las vitaminas B son conocidas como las del "estrés". La B6 es especialmente importante porque es necesaria para producir serotonina, neurotransmisor "antidepresivo". Incluye también magnesio, conocido como "tranquilizante de la naturaleza", y algunos ácidos grasos esenciales (véase páginas 111-112) como las cápsulas de aceite de linaza.

Junto con la combinación de hierbas mencionada en la página 290, asegúrate de añadir ginseng siberiano para fortalecer la función suprarrenal, porque es probable que hayas agotado a tus suprarrenales debido a las continuas oleadas de adrenalina.

Los aceites de esencias pueden ser muy efectivos, mezclados y utilizados en un masaje o añadidos a la tina de baño. Prueba con lavanda, que es tranquilizante y relajante. Los aceites de bergamota, manzanilla y rosa son eficaces para reducir depresión e irritabilidad, mientras que salvia sclarea, madera de sándalo e ylang ylang en aceite son sedantes y antidepresivos.

Hay una enorme cantidad de remedios homeopáticos que son adecuados para el caso, entre los que destacan:

* Pulsatilla, cuando estés llorosa y triste sin razón alguna.
* Lycopodium, cuando te sientas de malas y deprimida.
* Causticum, cuando te sientas pesimista, irritable e hipersensible, con una frecuente necesidad de orinar.
* Sepia, cuando te sientas irritable, hostil, llorosa y emocionalmente falta de ánimo y quizá tengas antojos desaforados de alimentos dulces o salados.
* Nux Vomica, cuando te sientas irritable y hostil, con estreñimiento, orina frecuente y antojos desaforados de alimentos dulces o grasosos.

Pérdida de coordinación/torpeza

Es bien sabido que las mujeres pueden ser más propensas a los accidentes durante la semana anterior a su periodo.[14] Parece que el sistema nervioso se ve afectado dando lugar a una pérdida de coordinación y, a menudo, torpeza. Muchas mujeres están conscientes de que su capacidad de manejo disminuye premenstrualmente, y he conocido a varias que en realidad evitan conducir durante la semana anterior a su periodo, lo que no siempre es práctico. El propósito aquí es eliminar el problema.

Tu sistema nervioso es una vasta red de células que llevan información como impulsos nerviosos a fin de poner tu cuerpo en actividad. Tu cerebro y tu médula espinal forman, en conjunto, el sistema nervioso central; el resto del tejido es conocido como sistema nervioso autónomo, y estimula cambios en la función corporal que no puedes controlar conscientemente, como latidos del corazón, sudoración y actividad inmunológica. El sistema nervioso autónomo se divide en los sistemas simpático y parasimpático.

Cuando estás estresada, el simpático es dominante y libera adrenalina. Es fundamental para el mecanismo "huye o pelea" y aumenta el nivel general de actividad en el cuerpo. El parasimpático gobierna la respuesta de relajamiento y está involucrado en la reparación y el mantenimiento de nuestro cuerpo. Controla, además, el sistema digestivo. El sistema nervioso parasimpático libera un neurotransmisor llamado acetilcolina.

Hay un delicado equilibrio entre las dos partes de tu sistema nervioso autónomo y no se sabe exactamente cómo lo afectan los cambios premenstruales. Sin embargo, sí sabemos que la adrenalina juega un papel fundamental en el SPM y es posible que esto trastoque el delicado equilibrio.

Muchas de las acciones que emprendemos para evitar accidentes son instintivas y suponen que respondamos rápidamente sin pensar. En ocasiones nos damos cuenta de que manejamos el auto del punto A al punto B con toda seguridad sin siquiera pensar que lo estábamos haciendo porque nuestra mente estaba en otro lado. Y, sin embargo, si un niño se atraviesa corriendo, entonces al instante lo esquivamos o frenamos instintivamente para evitar un accidente. Es posible que cambios delicados en el sistema nervioso durante la época premenstrual retrasen ese tipo de reacción.

Sigue todas las recomendaciones dietéticas del capítulo 5, concentrándote en comer poco y a menudo, y olvídate por completo de la cafeína y el azúcar. Esto asegurará que no se libere adrenalina en forma inadecuada y que tu sistema nervioso simpático no esté trabajando de más todo el tiempo.

Aprende una técnica de relajamiento, como la relajación progresiva (véase páginas 144-146), a fin de que el sistema nervioso parasimpático se vuelva dominante y tu cuerpo tenga tiempo extra para reparación y mantenimiento. Bastan de cinco a diez minutos al día.

Remedios naturales

Asegúrate de estar tomando un complejo B junto con tu complemento multivitamínico y mineral. Aun cuando necesitas una buena dotación de todas las vitaminas B, la más importante es la B5, llamada ácido pantoténico. Es necesaria para producir el neurotransmisor acetilcolina, liberado por el sistema nervioso parasimpático. Se encuentra en los granos integrales, como arroz marrón, pan integral, legumbres, coliflor, salmón, brócoli, tomates y las batatas. Si la falta de coordinación o la torpeza es tu problema, sólo asegúrate de añadir por separado la B5 además del multivitamínico y mineral mencionado en la página 183, a fin de que estés tomando 50 mg de B5 al día (incluida la que contiene tu multivitamínico y mineral).

Incluye también magnesio y ginseng siberiano, lo que puede controlar la respuesta al estrés. También podrías tomar la hierba ginkgo que tiene benéficos efectos sobre el sistema nervioso. Incluye 200 mg de magnesio al día y usa el ginseg siberiano y el ginkgo como tinturas por un periodo de tres meses.

Los aceites relajantes y rejuvenecedores pueden ser de utilidad; entre ellos, lavanda, manzanilla y melisa, la cual calma mente y cuerpo. La melisa tiene también un efecto regulador sobre el ciclo menstrual, lo que puede aliviar problemas que pueden estar ocasionando torpeza. Los remedios homeopáticos son también útiles. Prueba uno de los siguientes:

- Causticum, cuando estés hipersensible e inclinada a estallar en llanto.
- Lycopodium, si has perdido la confianza y sientes mala coordinación durante el periodo premenstrual.
- Otros remedios útiles son Sepia, Pulsatilla y Natrum Mur.

Pérdida de concentración/memoria

Varias mujeres afirman que les resulta difícil concentrarse en el periodo premenstrual y batallan para recordar cosas que normalmente recordarían. Quizá tienes que leer y releer una página de un libro o artículo, por ejemplo, porque sencillamente no te enteraste de nada en tu primera lectura, o te descubres perdida en ensoñaciones cuando normalmente eres una persona concentrada.

Esta incapacidad para concentrarse y los cambios en la memoria son parte del SPM. Al cambiar tus hábitos alimenticios y comenzar a comer regularmente, incluyendo los complementos alimenticios recomendados, estos síntomas desaparecerán.

Remedios naturales

Puedes facilitar este proceso añadiendo la hierba *Gingko biloba*, que tiene un efecto rejuvenecedor en el cerebro. Varias pruebas clínicas han mostrado que mejora capacidad de aprendizaje, memoria y concentración.

El ginkgo ayuda a distribuir oxígeno en el cuerpo y estimula el torrente sanguíneo para que irrigue el cerebro. Nuestro cerebro "se alimenta" de oxígeno, de modo que si el abasto de sangre es insuficiente, nuestras funciones mentales pueden verse deterioradas. Las células cerebrales consumen 25 por ciento del oxígeno total del cuerpo. Un estudio publicado en *Lancet* encontró que el *Ginkgo biloba* podía mejorar el flujo de sangre a la cabeza, aumentar el abasto de glucosa y oxígeno que el cerebro necesita para producir energía, prevenir coágulos de sangre y evitar daños a las células cerebrales.[15]

Problemas de la piel

Acné, barros, piel grasosa, erupciones, como los furúnculos, son unos cuantos de los cambios en la piel que pueden experimentar las mujeres al acercarse su periodo.

Hay tres formas principales de acné. El *conglobata* es el más severo y supone la formación de quistes bajo la piel, que pueden infectarse y ocasionar cicatrices. El acné *rosacea* ocurre cuando nariz y mejillas son muy rojas y a menudo están cubiertas de barros. El *vulgaris* es el menos severo y está ligado a cambios en las glándulas sebáceas de la piel. Este tipo de acné varía generalmente con el ciclo y es el más comúnmente relacionado con el SPM.

El acné es muy común en la pubertad y a menudo afecta a los chicos más que a las chicas. Es causado por bloqueos en las glándulas sebáceas responsables de producir una sustancia a prueba de agua llamada sebo, mezcla de aceites y ceras, que lubrica la piel. Si la mezcla es demasiado densa, los poros quedan bloqueados con la secreción de sebo, lo que ocasiona acné.

La testosterona aumenta su producción, de ahí que los chicos se vean más afectados que las chicas durante la pubertad. Sin embargo, las mujeres también producen andrógenos (hormonas masculinas) en los ovarios y las glándulas suprarrenales. Investigaciones recientes han mostrado que dos tercios de las mujeres con acné presentan elevados niveles de andrógenos,[16] por lo que hay un desequilibrio definitivo en las hormonas. Hay un síndrome ovárico policístico (PCOS, por sus siglas en inglés), caracterizado por acné, aumento de peso y exceso de pelo, ocasionado por desequilibrios hormonales, con altos niveles de andrógenos. Si tienes estos síntomas, deberías consultar a tu médico. Para más información sobre el PCOS, consulta mi libro *Nutritional Health Handbook for Women*.

Se ha sugerido que las mujeres que presentan acné sólo en el periodo premenstrual, se debe a que las glándulas suprarrenales producen demasiados andrógenos justo antes del periodo. Además, los estrógenos ayudan a regular la producción de sebo pero, en los días anteriores al periodo, los niveles de estrógenos descienden. En consecuencia, puede producirse más sebo que bloquee los poros.

Como las glándulas suprarrenales juegan su parte en el acné premenstrual, es vital que observes todas las recomendaciones para regular el azúcar en la sangre y controlar el estrés, a fin de que las glándulas suprarrenales funcionen saludablemente. La otra razón por la cual es tan importante mantener en equilibrio el azúcar en tu sangre si padeces acné premenstrual es que demasiada insulina en circulación hace que los ovarios produzcan más testosterona y sebo, lo que resulta en poros bloqueados.

Además de comer poco y a menudo, de eliminar alimentos y bebidas que pueden desequilibrar el nivel de azúcar, incluye más fitoestrógenos (véase páginas 116-119) en tu dieta. Ayudan a tu cuerpo a estimular la producción de globulina transportadora de hormonas sexuales, o SHBG,[17] proteína producida en el hígado que aglutina hormonas sexuales, como testosterona, a fin de controlar la cantidad circulante en la sangre en cualquier momento.

Un tratamiento usual para el acné son los antibióticos, lo que no es recomendable en caso de SPM. Nada hacen para incidir sobre la verdadera causa del problema, que está, por supuesto, relacionada con tu ciclo. Además, es probable que el uso de antibióticos favorezca el desarrollo de la cándida (véase páginas 257-264).

Remedios naturales

Si tienes altos niveles de testosterona, sigue recomendaciones que aparecen abajo para problemas de la piel. Añade además una hierba llamada sabal (*Serenoa repens*). Proviene de una pequeña palmera de Norteamérica, cuyos frutos son utilizados en tinturas o en forma de cápsula. La investigación ha mostrado que la sabal funciona como antiandrógeno, por lo que puede ser muy útil para lidiar con el acné premenstrual.[18] Puede tomarse como tintura (una cucharadita tres veces al día), añadida a las otras hierbas señaladas en la página 290, o como complemento alimenticio que contenga 320 mg de extracto estandarizado al día.

Además, mientras trabajas para regular el azúcar en tu sangre, asegúrate de que tu programa de complementos alimenticios (véase páginas 289-290) te proporcione 200 mcg de cromo en total al día o, de lo contrario, añade cromo extra para obtener esa cantidad.

La vitamina B6 ha mostrado ser benéfica para el acné premenstrual.[19] Asegúrate de tomar 50 mg de B6 al día.

Con otros problemas de la piel que aparecen premenstrualmente, debes comer tan saludablemente como te sea posible. Los problemas con tu piel pueden ser reflejo de la lucha que sostiene tu cuerpo para lidiar con los cambios hormonales. La piel puede ser vista como un órgano de desintoxicación. Por ejemplo, sudar es un proceso esencial para eliminar sustancias de desperdicio a través de la piel. En este fluido, secretado por las glándulas sudoríparas, hay sal (cloruro de sodio) y urea. Sudar es la forma en que tu cuerpo elimina el sobrante de nitrógeno y al mismo tiempo controla la temperatura de tu cuerpo.

A fin de mantener saludable tu piel, come higiénicamente, evitando alimentos grasosos y los que tienen aditivos, endulzantes artificiales, colorantes y sustancias químicas en general. Asegúrate de beber suficiente líquido (al menos un litro al día), sea agua o tés herbales.

Con cualquier problema de la piel es importante fortalecer tu hígado. El hígado elimina desperdicios del cuerpo, toxinas, hormonas y otros productos desechables. Sigue las recomendaciones de la página 134 para mantener tu hígado saludable y añade las siguientes hierbas: cardo mariano y diente de león. Puedes tomarlos juntos en forma de tintura: una cucharadita tres veces durante el ciclo, suspendiéndolo mientras tienes el periodo. Toma esta mezcla tres meses mientras "limpias" tu dieta y balanceas el nivel de azúcar en la sangre.

Finalmente, pero no por ello menos importante, está el zinc, mineral nutriente de la piel. Ya se sabe que mujeres con SPM pueden presentar deficiencias de zinc,[20] crucial para un equilibrio hormonal general. Es especialmente importante para mantener la testosterona en equilibrio.

Si padeces de cualquier problema de piel premenstrual, añade lo necesario para que tomes un total de 30 mg al día durante tres meses. Luego de este periodo, vuelve a la tableta multivitamínica y mineral y evalúa cómo va tu piel.

Mientras esperas que tu piel mejore mediante dieta, hierbas, y complementos, puedes usar también aceite de árbol del té para aplicarlo con toques suaves sobre cualquier barro. Este aceite (*Melaleuca alternifolia*) tiene excelentes propiedades antisépticas, antibacterianas y antifungicidas.

Los problemas de la piel pueden estar ligados también a alergias, particularmente cuando puedes ser más sensible a ciertos alimentos en la etapa premenstrual. Para más información sobre pruebas para alergias a alimentos, véase las páginas 282-283.

Hay varios remedios homeopáticos para problemas premenstruales de la piel, entre los cuales destacan:

- Nux Vomica, para barros que empeoran con alcohol, té y café. Puede que estés estreñida e irritable;
- Hepar Sulph, para barros grandes que parecen furúnculos y son dolorosos al tacto;
- Pulsatilla, cuando hay un inflamación y te sientes llorosa.

Cansancio y fatiga

El cansancio es uno de los principales problemas para muchas mujeres y puede representar un problema subyacente a todo lo largo del ciclo, empeorando antes de tu periodo. Hoy se reconoce una condición médica llamada TATT (cansada todo el tiempo), pero esto no es sino etiquetar un problema sin explicar por qué ocurre o qué puede hacerse al respecto.

Algunas mujeres me han dicho que saben cuándo debería llegar su periodo porque se sienten absolutamente exhaustas unos días antes.

Como la fatiga es uno de los síntomas clave, todos los factores asociados con la condición deben considerarse. Esto incluye fluctuaciones en el nivel de azúcar en la sangre y cambios hormonales.

Si la pérdida de energía y la fatiga son un problema principal, revisa la siguiente lista.

¿Son normales tus niveles de hierro y tiroides? (véase páginas 266-270)

Para empezar, pon estos problemas en orden. Visita a tu médico si te sientes persistentemente cansada y padeces de síntomas asociados a estos problemas.

¿Estás durmiendo bien?

Si no duermes adecuadamente, no tendrás suficiente energía a lo largo del día. Toma en cuenta todas las recomendaciones para conseguir un buen descanso nocturno (véase páginas 153-156).

¿Estás bebiendo té o café durante el día?

Quizá piensas que la cafeína te mantendrá activa pero, a largo plazo, te hará sentir más cansada. Elimina la cafeína de tu dieta.

¿Estás comiendo poco y a menudo?

La comida es el combustible de tu cuerpo. Es muy parecido a poner gasolina en un automóvil. Debes comer regularmente para que tu cuerpo tenga suficiente combustible y, también, que el azúcar en tu sangre esté balanceado. Uno de los principales síntomas de las fluctuaciones del azúcar es la fatiga, de modo que sigue todas las recomendaciones de las páginas 86-103.

¿Estás estresada?

La adrenalina impedirá que utilices tus hormonas adecuadamente en los días anteriores a tu periodo, empeorando tus síntomas premenstruales, sobre todo la fatiga. Sigue las sugerencias de las páginas 140-149 para contrarrestar el estrés.

¿Estás haciendo suficiente ejercicio?

A menudo, éste es el problema, y no debería sorprendernos. Puede que te sientas tan cansada durante el periodo pre-menstrual que sencillamente no tengas energía para hacer ejercicio. Sin embargo, puede ser justo lo que necesitas para sentirte revitalizada y llena de energía. También puede ayudar con otros síntomas (véase páginas 158-162). Lo mejor es una larga caminata al aire libre, que proporcionará a tu cerebro y a tu cuerpo el oxígeno que necesitan para eliminar la sensación de fatiga.

¿Podrías tener cándida?

Si la fatiga persiste, quizá debes atender tu cándida (páginas 257-265 y 276) y/o alguna alergia a ciertos alimentos (páginas 282-283), que podrían estar exacerbar premenstrualmente.

Remedios naturales

La coenzima Q10, presente en todos los tejidos y órganos humanos, es un catalizador vital en la provision de energía para todas nuestras células. La consecuencia de una deficiencia de esta coenzima es una reducción de energía. Toma 30 mg al día durante tres meses.

Las vitaminas B son importantes si estás cansada, pues uno de los síntomas de deficiencia de las principales vitaminas B, como B3, B5 y B6, es la falta de energía. Consulta las páginas 289-290 para mayor detalle y dosis adecuada.

El ginseng siberiano (*Eleutherococcus*) funciona de acuerdo con las necesidades de tu cuerpo, proporcionando energía cuando se requiere y combatiendo estrés y fatiga si estás bajo presión. Fortalece la función de las glándulas suprarrenales y actúa como tónico para estas glándulas. El ginseng siberiano es extremadamente útil cuando has sufrido estrés mental o físico; debes tomarlo durante tres meses.

El jengibre puede reactivar energía decreciente. Úsalo fresco en los alimentos. Como un rápido estimulante, ralla un poco de jengibre en agua caliente y bébelo como té. Podrías añadirle canela, puesto que contribuye a elevar la energía.

La acupuntura combate la fatiga en forma eficaz al trabajar sobre los canales de energía de todo el cuerpo.

Los aceites de aromaterapia, como los de albahaca y romero, pueden ser útiles para la fatiga mental y física. Ambos son estimulantes y rejuvenecedores. Pruébalos en un vaporizador en tu habitación o añade unas gotas a tu tina de baño. Cualquiera de los aceites sugeridos para el estrés y el sueño son también de utilidad (véase páginas 146-149 y 153).

Hay muchos remedios homeopáticos para la fatiga. Podrías probar algunos de los siguientes a corto plazo:

- Ácido fosfórico, cuando te sientas emocionalmente drenada, apática y físicamente exhausta.
- Ácido pícrico, si has perdido el sentido de orientación y toda determinación, y careces de voluntad debido a lo cansada que estás.
- Arsenicum, cuando te sientas inquieta, hostil, cansada y constantemente estás defendiéndote contra la ansiedad. Puede que estés obsesionada con la limpieza y el orden, a pesar de la fatiga.
- China, cuando te sientas hostil, e hipersensible a luz, ruido, exhausta desde que despiertas.
- Nux Vomica y Sepia, también útiles si te sientes inusualmente somnolienta por la mañana. Ambos son buenos

remedios "femeninos" y atacan varios de los síntomas premenstruales.

Ahora cuentas no sólo con fundamentos para derrotar al SPM sino también con un plan a largo plazo para aliviar cualquier síntoma negativo que surja durante tu recuperación. ¿Qué hacer, sin embargo, si no mejoras, sin importar lo que hagas? El próximo capítulo contiene las respuestas.

Capítulo 11

¿Podría haber otra causa?

El "paraguas" del SPM cubre un amplio rango de síntomas físicos, como ya hemos visto. Mientras te familiarizas con el tratamiento, es vital que te des cuenta si muchos de ellos son reflejo de otras condiciones de salud. Si los tratamientos naturales del SPM no tienen el efecto deseado, es muy probable que haya algo más en la raíz del problema.

Vale la pena revisar algunas de esas otras posibilidades, aunque sólo sea para descartarlas. Si cualquiera de estos síntomas te suena familiar, acude con tu médico o sigue los tratamientos naturales descritos abajo.

Cándida

Si has intentado eliminar el SPM y nada funciona, es posible que padezcas de cándida, hongo sobredesarrollado. La *Candida albicans* es parecido al hongo parásito que habita en intestinos, tracto genital, boca, esófago y garganta. Normalmente, este hongo vive en un saludable equilibrio con otras bacterias y hongos del cuerpo, pero ciertas condiciones pueden causar que se multiplique, debilitando el sistema inmunológico y causando una infección llamada candidiasis. El hongo puede viajar a través del cuerpo, vía el torrente sanguíneo.

En los intestinos, el hongo de la cándida puede volverse "micelial" (esto es, que forma crecimientos parecidos a una raíz) y penetrar las paredes intestinales, ocasionando que el intestino "gotee". Pequeñas partículas de comida no digerida escapan entonces hacia el torrente sanguíneo. Esta condición es conocida como "síndrome de intestino permeable".

Uno de los síntomas de la candidiasis es flujo vaginal persistente, pero otros son: antojos desaforados, especialmente azúcar y pan, fatiga, estómago inflado con exceso de flatulencia, sensación de "distanciamiento" y de ponerse achispada con una cantidad de alcohol muy pequeña. Tanto hombres como mujeres pueden padecer candidiasis.

¿Padeces alguno de estos síntomas?

- Antojos desaforados de azúcar.
- Antojos desaforados vino, pan y queso.
- Migrañas o dolores de cabeza.
- Flujo vaginal crónico.
- Incapacidad para perder peso.
- Cansancio constante.
- Sentirte a menudo distanciada.
- Sentirte borracha con una pequeña cantidad de alcohol.
- Sentirte inflada y tener flatulencias.

Si estos síntomas te suenan familiares, es posible que tengas candidiasis.

La cándida y el SPM

Un estudio observó mujeres con SPM severo que tenían además un historial de candidiasis o flujo vaginal. Todas habían intentado, sin éxito, varios tratamientos para su SPM, incluyendo B6, medicamentos y psicoterapia. Fueron sometidas a una dieta anticándida y a un tratamiento antifungicida y encontraron alivio significativo para sus síntomas de SPM.[1]

Si sospechas que la cándida es la raíz de tus problemas, debes hacerte una prueba. También es necesario revisar tus alergias a alimentos (véase páginas 282-283). Para hacerlo, requerirás de consejo profesional. Visita a un nutriólogo para que te haga una evaluación y un plan de tratamiento individual.

Puede realizarse una prueba fecal, incluso por correo, para detectar un sobredesarrollo de hongo en el sistema digestivo. La prueba muestra además los niveles de bacteria benéfica en tu cuerpo. Pero no supongas que la cándida está presente sólo porque tienes estos síntomas: muchas de mis pacientes han creído que padecían de candidiasis —incluso al punto de someterse a una dieta anticándida por algún tiempo— antes de que una prueba fecal mostrara que una infestación parasítica, y no una candidiasis, era la raíz de su problema. Los síntomas de ambas condiciones son asombrosamente similares, por lo que es esencial someterte a exámenes adecuados para obtener el tratamiento correcto.

En tu cuerpo abundan literalmente millones de bacterias y, bajo circunstancias ideales, se mantienen en un balance saludable. En otras palabras, la bacteria saludable mantiene a raya a la bacteria nociva. Cuando tu sistema inmunológico se ve en riesgo, digamos por una enfermedad o dieta muy pobre, la proporción de las diferentes bacterias puede alterarse y permitir que el hongo (cándida) se desarrolle sin control.

Cuando se toman antibióticos para atacar una infección, éstos no discriminan entre bacterias "buenas" y "malas" en el cuerpo. Arrasan con todo, lo que significa que deja de haber la necesaria buena para mantener a raya al hongo (y a otros invasores). ¿Cuál es el resultado? La cándida queda fuera de control y comienza a sobredesarrollarse.

Tomar la píldora altera los niveles de hormonas naturales en el cuerpo (incluyendo las que están en la vagina), de modo que puedes volverte más susceptible al flujo vaginal. Los cambios hormonales durante el embarazo y antes de tu periodo pueden hacerte también más susceptible al hongo sobredesarrollado debido al cambio en la vagina.

> ## NOTA:
>
> Si tienes infecciones persistentes por el hongo, vale la pena que te revises a fin de saber si no padeces diabetes. Frecuentes infecciones por hongo pueden indicar diabetes no diagnosticada.

Cambios dietéticos y complementos alimenticios

Puedes contribuir a eliminar la cándida concentrándote en unos cuantos dietéticos. Definitivamente debes evitar el azúcar y cualquier alimento que lo contenga, puesto que promueven el crecimiento del hongo. También eliminar los alimentos que contengan hongos y todo producto fermentado, como pan y vino.

Yogur. Contiene el cultivo de acidofilus o bifidus, que se encuentran en forma natural en tu intestino, el tipo más benéfico (véase páginas 122-123). Estos cultivos representan algunas de las bacterias "saludables", que contribuyen a prevenir un sobredesarrollo del hongo en el cuerpo. Deberías evitar los yogures de fruta porque su alto contenido de azúcar "alimentará" al hongo.

Cuando un grupo de investigadores dieron a mujeres bajo estudio un yogur que contenía *Lactobacillus acidophilus* al día durante seis meses, hubo una disminución tres veces mayor de flujo vaginal.[2]

A tu complemento multivitamínico y mineral y otros recomendados para el SPM, vale la pena añadir algunos nutrientes extra que se sabe ayudan con la cándida y fortalecen el sistema inmunológico. De ese modo, tu cuerpo estará en mejores condiciones de lidiar con cualquier invasor.

Beta caroteno. Sus niveles (un tipo de vitamina A) son bajos en las células vaginales de mujeres con flujo. Se ha sugerido que esto puede afectar la respuesta inmunológica de las células en la vagina, lo que favorece (o al menos permite) el sobredesarrollo del hongo.[3]

Zinc. Su deficiencia ha sido asociada con mujeres que padecen recurrentemente de flujo vaginal.[4] Niveles adecuados de zinc son fundamentales para el óptimo funcionamiento del sistema inmunológico. Las personas con deficiencia de zinc son susceptibles a infecciones e infestaciones recurrentes de cualquier tipo (ésa es la razón por la que padeces de inacabables resfríos o infecciones intestinales, cuando estás desgastada). Tu sistema inmunológico puede verse en riesgo y tu cuerpo no podrá controlar el sobredesarrollo del hongo.

Ácidos grasos esenciales (EFA). Están contenidos en el pescado graso y en nueces y semillas; tienen un efecto antifungicida, antibacteriano y antiviral.[5] Por eso es importante tomar EFA en complementos para combatir la cándida. Si tienes flujo vaginal recurrente, vale la pena que tomes una cápsula de aceite de linaza todos los días por seis meses. Trata también de que tus alimentos contengan la cantidad suficiente de estas grasas esenciales (véase páginas 106-109).

Ajo. Bien conocido por sus efectos sobre el sistema inmunológico, con propiedades antibacterianas y antifungicidas. Toma ajo como complemento cuando trates de eliminar la cándida y para prevenir ataques de flujo vaginal. En estudios clínicos, se ha encontrado que los extractos de ajo evitan el desarrollo de la cándida.[6]

Parece que la alicina, ingrediente activo del ajo, previene el sobredesarrollo del hongo. Cuando compres complementos multivitamínicos y minerales, elige uno que contenga un alto nivel de alicina. Mejor aún, mastica un diente de ajo fresco cada día, si puedes (¡y si tus amigos pueden soportarlo!). Al calentarse, pierde su cualidad antifungicida, por lo que debes incorporar ajo crudo a tu dieta de alguna forma, incluso en ensaladas o aderezos.

Probióticos. Opuesto a un antibiótico, lo que significa que promueve, en lugar de destruir, las bacterias en tu cuerpo. ¡No es tan terrible como suena! Lo que hacen es incrementar

el crecimiento de las bacterias "saludables" en el cuerpo, conocidas como flora intestinal. A su vez, éstas ayudan a controlar el desarrollo del hongo. Además de comer yogur
orgánico natural, es importante que tomes *Lactobacillus acidophilus* —uno de los probióticos mejor conocidos y más
efectivos— como complemento. Se ha demostrado que el
yogur es útil para *prevenir* ataques de cándida, pero un probiótico en el complemento va más allá y ataca en realidad la
infección de cándida. La diferencia es que los niveles de lac-
tobacilus en el yogur son lo suficientemente altos para funcionar como preventivos, pero no tienen la suficiente
concentración para lidiar con una infección. Asegúrate de
guardarlo en el refrigerador porque se trata de células via-
bles que deben ser mantenidas a bajas temperaturas.

Algunas compañías producen una crema vaginal que contiene bacterias benéficas y puede ser aplicada directamente.
Es un producto adecuado para la cándida vaginal. Existen
también cápsulas de acidophilus que pueden ser insertadas.
La opción es usar el yogur del mismo modo. Algunas mujeres untan un tampón con yogur y lo insertan en su vagina y,
luego de 30 minutos, se lo quitan, lo que debe ser tiempo
suficiente para que el yogur —con todas sus benéficas bacterias— sea absorbido por el cuerpo. Este método puede ser
efectivo pero, como cualquier cosa utilizada internamente,
¡complicado! Aún más, si ya tienes una infección de hongo,
no hay duda de que tus niveles de bacteria benéfica no son lo
suficientemente altos. Incluso si eliges uno de estos métodos, toma además un buen probiótico.

Si padeces comúnmente flujo vaginal, añade fructooligo-
sacáridos (FOS), fibra soluble en agua que existe en forma

natural en frutas y vegetales. Actúan como fuente alimenticia para el desarrollo de la bacteria amistosa.

Hierbas

En este contexto, las hierbas que revisaremos son capaces de curar un ataque activo de flujo vaginal y también de prevenir futuros ataques de cándida.

Sello de oro (*Hydrastis canadensis*). Indicada para el flujo vaginal y, en efecto, para la cándida en general, porque contiene una sustancia llamada berberina, que fortalece el sistema inmunológico y combate hongos y bacterias.[7] Se ha vuelto una hierba en extinción debido al sobreuso, de modo que si no puedes obtenerla sustitúyela por agracejo (*Berberis vulgaris*).

Caléndula (*Calendula officinalis*). También conocida por su nombre en inglés —*pot marigold*— es agente antifungicida, muy benéfica para el tratamiento del hongo. También es antimicrobiana, por lo que puede combatir cualquier tipo de infección.

Palo de arco (*Tabebuia impetiginosa*). Excelente para tratar la cándida porque tiene propiedades antifungicidas y fortalece el sistema inmunológico. Para que sea eficaz, necesitas conseguir un producto a partir de toda la corteza del árbol *Tabebuia impetiginosa*. Algunos productos contienen sólo el ingrediente activo, lapachol. Si se lo toma en dosis altas, puede ocasionar náusea y vómito. Éste es otro ejemplo (véase página 187) de por qué es preferible usar plantas como las proporciona la naturaleza: el ingrediente activo puede tener efectos colaterales. Cuando tomas palo de arco como tintura preparada a partir de toda su corteza, no tiene efectos colaterales.

Aceite del árbol de té (*Malaleuca alternifolia*). Se han investigado sus efectos sobre la cándida y otras infecciones vaginales.[8] La hierba ha demostrado ser excelente antifungicida y antibacteriano.

Para combatir el flujo vaginal, no se toma oralmente (el mismo tipo de aceite utilizado en aromaterapia) sino que se utiliza vaginalmente. Es posible comprar pesarios de aceite de árbol de té en una tienda de alimentos naturales. Prueba a añadir unas cuantas gotas de aceite de árbol de té a tu tina de baño cuando tengas flujo. Si eres propensa a éste o a cualquier manifestación de cándida, puedes utilizarlo como medida preventiva.

Equinacea. Tu inmunidad quedará en riesgo si padeces cándida; uno de los propósitos del tratamiento herbal será fortalecer tu sistema inmunológico.

La equinácea es de las mejores hierbas para tonificar el sistema inmunológico. Un estudio mostró que mujeres que padecían flujo vaginal recurrente y recibieron equinácea, presentaron una reducción de 43 por ciento en el número de ataques.[9]

Para un óptimo beneficio sobre tu sistema inmunológico, la equinacea es más efectiva si dejas de tomarla por cortos periodos. Sugeriría tomarla diez días y dejarla tres.

Función tiroidea

La glándula tiroides, situada en tu cuello, contribuye a controlar tu metabolismo. Produce dos hormonas: tiroxina y triidotironina. Son liberadas cuando se recibe un mensaje desde el hipotálamo y la glándula pituitaria, la que también produce hormonas estimulantes de la tiroides (TSH) y liberadoras de tirotrofina.

Esta glándula es como un termostato que regula la temperatura de tu cuerpo mediante la secreción de esas dos hormonas, lo que controla la velocidad con la que tu cuerpo quema calorías y aprovecha la energía. Una tiroides hipoactiva, condición llamada hipotiroidismo, es una deficiencia de hormonas tiroideas ocasionada por una de dos razones: o tu glándula pituitaria no está produciendo TSH o tu tiroides no funciona adecuadamente.

Se ha encontrado que un gran porcentaje de mujeres con SPM presentan baja función tiroidea (hipotiroidismo).[10] Esto puede ser tan sorprendente que, en un estudio, 51 de 54 mujeres con SPM tenían baja función tiroidea, mientras que ninguna de 12 sin SPM presentaba baja función tiroidea. Nuevamente, sin embargo, como en todo lo relacionado con el SPM, puedes encontrarte con lo opuesto: otra investigación sólo demostró que era ligeramente más común.[11]

Los síntomas premenstruales pueden ser similares a los problemas tiroideos, por lo que puede pasarse por alto el diagnóstico de tiroides. Es importante que te la revisen; se ha encontrado que cuando las mujeres padecen tanto SPM como baja función tiroidea, tratar el problema de ésta alivia los síntomas al mismo tiempo.[12]

Precisar un problema tiroideo

Si respondes "sí" a cuatro o más de las siguientes preguntas, tu glándula tiroides podría estar hipoactiva. Visita a tu médico para que te haga un análisis de sangre, lo que puede establecer qué tan bien está funcionando tu tiroides.

* ¿Has aumentado de peso gradualmente en los últimos meses sin razón aparente?
* ¿Sientes frío a menudo?
* ¿Padeces de estreñimiento?
* ¿Estás deprimida, olvidadiza o confundida?
* ¿Pierdes cabello o está más reseco de lo acostumbrado?
* ¿Estás teniendo problemas menstruales?
* ¿Tienes dificultades para quedar embarazada?
* ¿Has observado pérdida de energía?
* ¿Padeces dolores de cabeza?

Si un examen de sangre no muestra que tienes tiroides hipoactiva, es posible que sólo tengas un problema leve, lo que podría no ser detectado por el examen de sangre. La otra manera de probar si tienes baja función tiroidea es medir tu temperatura. Si es demasiado baja, puede indicar un metabolismo perezoso ocasionado por una tiroides hipoactiva.

Tómate la temperatura una vez al día durante tres. Si tienes tu periodo, toma tu temperatura en el segundo, tercero y cuarto días del ciclo. Tu temperatura aumenta después de la ovulación, por lo que no tendrías una idea clara si lo haces más adelante en el ciclo. Si no estás menstruando, toma tu temperatura en cualquiera de los tres días consecutivos.

Coloca un termómetro cerca de tu cama antes de ir a dormir; uno de mercurio no estaría mal, pero hay electrónicos muy buenos. Cuando te despiertes, permanece acostada y toma tu temperatura antes de beber o ir al baño. Pon el termómetro en tu axila y déjalo allí hasta que suene. Si utilizas uno de mercurio, déjalo allí durante diez minutos.

Si tu temperatura promedio a lo largo de tres días cae por debajo de 36.4º C, tu tiroides puede estar hipofuncionando.

Tratamientos convencionales

Si un examen de sangre muestra que tu tiroides no funciona como debe, te prescribirían tiroxina. Sólo hay problemas con efectos colaterales cuando es prescrita en dosis muy altas, y es normal que seas monitoreada para revisar si tomas la dosis correcta.

Muchas veces el problema de tiroides hipoactiva puede no ser diagnosticado con precisión porque tu médico descarta hacer la prueba. También puede no ser diagnosticado debido a que los exámenes de sangre parecen normales, aun cuando experimentes todos los síntomas. Esto puede ocurrir cuando la glándula tiroides produce suficientes hormonas, pero las células que embonarán con las hormonas no las recogen. Ésa es una razón por la que la prueba de temperatura puede resultar tan útil.

Tratamientos naturales

Dieta. Algunos alimentos, llamados goitrógenos, pueden bloquear la ingesta de yodo y de ese modo empeorar un problema tiroideo hipoactivo. Entre ellos destacan: nabos, col, ca-cahuates, soya, piñones y mijo. Parece que éstos sólo son un problema cuando se los come crudos y en grandes cantida-des, de modo que asegúrate de cocinarlos bien y comerlos con moderación.

Por otro lado, alimentos como algas marinas, bajas en calorías, tienen alto contenido mineral que incluye zinc, manganeso, cromo, selenio, cobalto y los macro minerales calcio, magnesio, hierro y yodo. Éste es de particular impor-tancia porque es esencial para el saludable funcionamiento de la glándula tiroides. Estudios científicos han mostrado que el consumo de alga marina puede también tener beneficios anticancerosos,[13] reducir el colesterol y mejorar el metabo-lismo de las grasas.[14] (Comento más sobre el alga marina en el apartado "Hierbas".)

Selenio. Mineral muy útil para tratar el hipotiroidismo, pues-to que ayuda a que las hormonas tiroideas funcionen ade-cuadamente. Los bajos niveles de selenio han sido asociados a problemas de hipotiroidismo.[15] Toma 100 mcg al día.

Otros nutrientes. Es importante que tomes un buen com-plemento multivitamínico y mineral porque varios otros nutrientes juegan un papel vital en una saludable función tiroidea. Entre ellos: zinc, vitamina A, vitamina E, vitaminas B (especialmente B3 y B6), vitamina C y también ácidos gra-sos esenciales como linaza y aceite de pescado.

Hierbas. Las dos hormonas derivadas de la glándula tiroi-des, tiroxina y triidotironina, son producidas a partir del yodo y del aminoácido tirosina. Naturalmente, los mariscos son ricas fuentes de yodo, especialmente pescados de agua salada y algas marinas. Los yerberos han utilizado tradicionalmente el alga marina fucus (*Fucus vesiculosus*) para curar el hipotiroidismo. Normalmente se toma en forma de tableta, pero si puedes comprarlo fresco o seco, prepara una infusión vertiendo una taza de agua hirviendo en 10 a 15 ml (2 a 3 cucharaditas) de fucus seco. Déjalo reposar durante 10 minutos. Esta infusión puede tomarse tres veces al día.

ADVERTENCIA:

Tomar demasiado yodo puede empeorar un hipotiroidismo. Se recomienda que veas a un practicante profesional para que atienda tus problemas de tiroides.

Diabetes y problemas con el azúcar en la sangre

Hemos visto lo vital que es mantener en equilibrio el nivel de azúcar al tratar un SPM. Un desorden es la hipoglicemia, condición que se produce cuando hay un bajo nivel de glucosa (azúcar) en la sangre. Comentamos las varias causas de su bajo nivel en la página 88.

Si no se detectan, los problemas —incluida la hipoglicemia— pueden desembocar en diabetes, y muchos de sus síntomas se parecen a los del SPM. Esto puede parecer confuso. La diabetes es evidentemente un problema asociado con altos niveles de azúcar en la sangre, lo opuesto a la hipoglicemia. Pero hay dos tipos diferentes: el Tipo I (llamado también diabetes dependiente de insulina o juvenil) y el Tipo II (llamado también no dependiente de insulina o de aparición tardía, en la incipiente madurez). La hipoglicemia, como veremos, es un factor clave en la segunda.

La diabetes del Tipo I se presenta usualmente en los primeros años de vida, como resultado de una incapacidad del páncreas de producir insulina. Es necesario poner inyecciones diarias para prevenir serios problemas de salud e incluso la muerte.

La insulina controla la glucosa en el torrente sanguíneo. La cantidad de insulina necesaria debe ser monitoreada cuidadosamente. De lo contrario, oscilará de periodos con muy altos niveles de glucosa en la sangre (hiperglicemia, cuando no se utiliza suficiente insulina o un alimento produce niveles de glucosa excesivamente altos) a muy poca glucosa (hipoglicemia, cuando se inyecta demasiada insulina o se salta una comida luego de usarla).

La diabetes del Tipo II está más extendida: representa más de 90 por ciento de todos los casos de diabetes, y aumenta constantemente, incluso entre jóvenes. Este escenario era, literalmente, desconocido hace apenas unos cuantos años. En este caso, el problema no es que el páncreas no produzca suficiente insulina; de hecho, a menudo proporciona altos niveles. El asunto aquí es que el cuerpo no responde a ella. Este padecimiento es conocido como "resistencia a la insulina". Es decir, sus niveles son altos (hiperinsulinemia) pero no puede transportar glucosa a las células. Esto, a su vez, produce altos niveles de glucosa en la sangre. Así, el páncreas bombea más para llevar glucosa a las células. Con el tiempo, sin embargo, el páncreas puede no ser capaz de conseguir este resultado, por lo cual podría ser incapaz de producir suficiente insulina para sostener niveles normales.

He aquí cómo participa la hipoglicemia en el panorama. El tipo que hemos comentado en este libro es disparado por comer alimentos que entran al torrente sanguíneo muy rápidamente, ocasionando un rápido aumento del azúcar en la sangre. El páncreas incrementa entonces su secreción de insulina a fin de poner en orden ese aumento, lo que ocasiona que el nivel de azúcar baje rápidamente. En ese momento, las glándulas suprarrenales liberan adrenalina para aumentar el azúcar en la sangre, lo que ocasiona los síntomas descritos en la página 85. Con el tiempo, esto provoca una enorme presión sobre las glándulas suprarrenales, que terminan agotadas. El mismo problema afecta al páncreas. Cuando está agotado, no puede secretar insulina adecuada o produce demasiada. En cualquier caso, el cuerpo no puede responder porque se ha vuelto resistente a su propia insulina. Ésta es la diabetes Tipo II, un problema en aumento.

Cuando padeces diabetes Tipo II, tu cuerpo está diciéndote efectivamente: "Ya no puedo lidiar con este altibajo de azúcar en la sangre". Por ello se la llama también diabetes "adulta": normalmente se presenta después o alrededor de los 40, cuando el cuerpo ha tenido muchos años de oscilaciones en los niveles de azúcar en la sangre. Cuando somos más jóvenes, nuestro cuerpo puede arreglárselas con las demandas que le proponemos pero, conforme envejecemos, ya no puede "seguirnos el paso" y todos sus sistemas se ven afectados.

La diabetes Tipo II responde bien a la intervención dieté-
tica, pero pueden ser necesarios medicamentos para ayudar
al cuerpo a ser sensible a la insulina, a fin de usar la que está
produciéndose en el momento. O puede utilizarse insulina
cuando se ha abusado tanto del páncreas que ya no puede
producir insulina suficiente.

En cualquier caso, si experimentas síntomas como orina
frecuente, sed excesiva o aumento de apetito, es importante
que veas a tu médico para descartar la diabetes. Cuando te
confirmen que no es el caso, es imperativo seguir las recomendaciones de este libro para eliminar tus síntomas premenstruales y prevenir cualquier problema futuro, sobre todo
si ha habido diabetes Tipo II en tu familia.

Capítulo 12

Exámenes

A lo largo de los capítulos de este libro he delineado problemas asociados a deficiencias nutricionales y condiciones de salud que pueden causar o exacerbar tu spm. Quizá te preguntas cómo descubrir si cualquiera de esos problemas te afecta en realidad.

La vida del siglo xxi marcha a paso veloz y la mayoría disponemos de poco tiempo para sopesar nuestra dieta con cuidado. Incluso cuando comemos bien, es posible que nuestros alimentos sean deficientes en vitaminas y minerales necesarios para mantener nuestro cuerpo saludable y bien balanceado. Pero hay más. La salud depende también de nuestra capacidad para absorber y digerir los nutrientes ingeridos.

Vitaminas y minerales funcionan cuando se encuentran en equilibrio entre sí. Por esta razón, es vital que tomes nutrientes correctos en cantidades correctas y en las combinaciones correctas en los momentos correctos. Observarás que he recomendado un multivitamínico y mineral como parte de tu programa de complementos para tratar tu SPM. Esto te proporcionará cimientos sólidos pues contiene toda clase de nutrientes. Todos funcionan en armonía, y si tomas uno solo, como el zinc, puedes afectar la totalidad del equilibrio en tu cuerpo.

Sin embargo, es posible que tengas una deficiencia nutricional menor o mayor como raíz de tu problema, lo que exigirá complementos extra. Abajo encontrarás exámenes que determinarán cuáles podrían ser esas deficiencias. Los hay también para evaluar si tienes o no desequilibrio hormonal, alergia a alimentos, cándida o incluso si tus niveles de estrés son demasiado altos. Estos exámenes pueden ser vitales para diagnosticar un problema que subyace a tu susceptibilidad al SPM y a todos sus síntomas.

Para mayor información sobre cualquiera de estos exámenes, por favor ponte en contacto conmigo a través de "Manténte en contacto", en la página 315.

Examen para un desequilibrio en hormonas femeninas

Es muy sencillo: se practica a partir de la saliva para buscar el patrón de tus principales hormonas femeninas durante un ciclo e investiga si hay un desequilibrio, especialmente en la segunda mitad del ciclo. Se realiza en casa y luego es enviado a un laboratorio para su análisis. Se recoge un total de once muestras de saliva a lo largo de un ciclo en momentos específicos.

Este examen puede realizarse si tienes ciclos irregulares y es muy útil si hay alguna sospecha de que tienes un desequilibrio hormonal entre estrógenos y progesterona, lo cual puede ser la causa de síntomas premenstruales.

Examen para cándida

Importante puesto que se ha demostrado que las mujeres con severo SPM, que tienen también un historial de candidiasis o flujo vaginal, experimentan alivio cuando son sometidas a una dieta anticándida y se les prescribe tratamiento antifungicida.[1]

Es posible someter a examen el hongo (cándida) sobredesarrollado. Puedes tener hongo en la vagina, que es más comúnmente conocido como flujo, pero también tenerlo en otras partes del cuerpo. La cándida puede formarse en los intestinos, por ejemplo (véase páginas 257-258).

Un flujo vaginal persistente puede ser síntoma de candidiasis; otros son: antojos desaforados de alimentos, especialmente de azúcar y pan, fatiga, estómago inflado con excesiva flatulencia, sensación de "distanciamiento" y achisparse con una muy pequeña cantidad de alcohol. Los hombres, como las mujeres, pueden padecer candidiasis.

Puede realizarse un examen fecal para detectar el sobredesarrollo del hongo en el sistema digestivo. Este examen revisa cualquier tipo de hongo, no sólo cándida, porque hay muchas formas de infección por este motivo. Muestra también los niveles de bacteria benéfica en tu cuerpo (en otras palabras, los probióticos, como el acidofilus). Este examen fecal revisa también infestación parasitaria, porque los síntomas pueden ser similares al sobredesarrollo de cándida.

Índice de estrés

Asociado con el SPM debido al vínculo entre glándulas suprarrenales y capacidad de tu cuerpo para aprovechar la progesterona de manera eficaz (véase páginas 86-88). El examen revisa tus niveles de estrés al medir la secreción hormonal a partir de las glándulas suprarrenales. Éstas no secretan hormonas de manera constante durante el día. Las cantidades más altas son liberadas durante la mañana y las más bajas en la noche.

El sistema reproductivo es particularmente susceptible al estrés y, en el extremo, tus periodos pueden cesar o volverse irregulares. Tu sistema inmunológico y tu función tiroidea pueden también quedar en riesgo si las glándulas suprarrenales no están haciendo su tarea adecuadamente.

Este examen mide el ritmo de las glándulas suprarrenales mediante cuatro muestras de saliva a lo largo de un día, recogidas en casa y enviadas a un laboratorio para su análisis.

Análisis mineral

¿Has entrado alguna vez a una tienda de alimentos naturales y al mirar la enorme variedad de complementos en los estantes te has preguntado cuál deberías elegir? De hecho, hay pruebas científicas de laboratorio que pueden evaluar tu estatus nutricional.

Hay muchas maneras de probar deficiencias de nutrientes, por ejemplo con una muestra de sangre o sudor. Pero una de las maneras más convenientes y con mayor correlación costo/beneficio es mediante una muestra de cabello. Se ha demostrado que el cabello es un buen registro a largo plazo de nuestra experiencia mineral y nutricional.[2] De hecho, es posible que con el tiempo se utilice muestras de pelo para detectar diabetes o cáncer en senos. La profesora Veronica James trabaja en ese campo en la Universidad de Nueva Gales del Sur, en Australia.[3] Analiza cabello con una técnica llamada difracción de rayos X. Al disparar rayos X a través del pelo, se forma un patrón de película fotográfica. A partir de ese patrón, los investigadores pueden obtener diferente información: por ejemplo, el azúcar se adhiere a los filamentos de pelo de un paciente diabético. Será, en consecuencia, diferente a partir de un mechón de pelo de una persona sin diabetes.

Las muestras de pelo pueden ser utilizadas también para detectar consumo de drogas, como cocaína, anfetaminas y canabis. Esto es útil en medicina forense y patología para determinar si alguien estaba bajo la influencia de alguna droga en un accidente.

Como las células de tu cabello son las de más rápido crecimiento en el cuerpo, pueden "guardar" información acerca tu exposición a ciertos nutrientes. De esta manera, tu pelo forma un registro permanente de exposición a elementos benéficos y tóxicos. Analizarlo es un modo excelente de determinar si hay metales altamente tóxicos y es una técnica utilizada en muchos estudios médicos para evaluar la exposición a metales como el mercurio.[4]

Otros exámenes (utilizando sangre u orina) pueden ser menos confiables porque los resultados son influidos por lo que hayas comido. Además, tu cuerpo trata de mantener todo en equilibrio. Para conseguirlo, eleva los niveles de nutrientes en tu sangre tomándolos de algún otro lado. Por ejemplo, si el nivel de calcio en tu sangre baja, tu cuerpo lo tomará de tus huesos a fin de mantener constante su nivel. Así, un examen de sangre puede sugerir que tus niveles de calcio están bien, mientras que uno de pelo, que mostrara altos niveles de calcio, ayudaría a identificar que tu cuerpo está tomando el calcio de tus huesos.

Sin embargo, como cualquier medio de prueba, el análisis de pelo tiene sus limitaciones. Cuando se utiliza para medir nutrientes, es importante que no esté contaminado por tintes, luces o permanentes. Ciertos minerales (el hierro, por ejemplo) se miden mejor mediante una muestra de sangre. Pero el nivel de elementos de rastreo puede ser más alto en el pelo, lo que los hace más fáciles de analizar. Además, como no necesita de un equipo especializado para obtener una muestra o almacenarlo, es accesible para mujeres que no están cerca de un practicante calificado.

El cabello puede ser utilizado para analizar niveles de calcio, magnesio, zinc, selenio, cobre, manganeso, cromo y también metales tóxicos como mercurio, aluminio y cadmio.

Una vez que los niveles minerales de una persona han sido analizados, se le pide responda a un cuestionario muy detallado. Entonces, puede ofrecerse un programa personalizado de complementos. Se recomienda que éste sea observado por un mínimo de tres a cuatro meses y luego vuelva a examinarse el cabello. Una vez que los niveles minerales y tóxicos han vuelto a la normalidad, es recomendable sujetarse a un programa de mantenimiento y seguir comiendo bien.

¿Qué puede mostrar el análisis mineral?

Deficiencias de minerales, como bajos niveles de zinc o selenio. El nivel de varios de ellos (como el cobre) puede ser alto, quizá debido al uso previo de la píldora, DIU (dispositivo intrauterino) o medicamentos para fertilidad. Los altos niveles de cobre representan una preocupación porque se los asocia a menudo con bajos niveles de zinc. El zinc es un importante mineral en términos del sistema reproductivo. Sin embargo, las nadadoras entusiastas deben tener cuidado. La práctica de la natación puede confundir el análisis pues generalmente las albercas tratadas con algicidas alteran el nivel del cobre, dando niveles más altos.

Los resultados de los exámenes minerales te son entregados en forma de gráfica a fin de que puedas ver qué tan alejados están tus niveles de la norma.

Además de detectar desequilibrios en minerales, pueden mostrar que los niveles de metales tóxicos son demasiado altos. De ser así, es necesario hacer dos cosas. En primer lugar, discernir la fuente de contaminación y evitarla en lo posible. En segundo lugar, tomar nutrientes específicos, como antioxidantes, para eliminar toxinas de tu cuerpo.

Cuestionario nutricional

Es aplicado generalmente junto con el mineral. Inquiere sobre tus hábitos alimentarios cotidianos, estilo de vida, síntomas, problemas de salud y factores de riesgo. Cada vitamina y cada mineral tienen ciertos síntomas de deficiencia: una falta de vitamina C —por ejemplo— puede ocasionar frecuentes infecciones, moretones fáciles, encías sangrantes y lenta cicatrización. Luego de completar este amplio cuestionario, se te envía un informe detallado que muestra cuál de las doce vitaminas (A, D, E, C, B1, B2, B3, B5, B6, B12, ácido fólico y biotina), de los siete minerales (calcio, magnesio, zinc, manganeso, cromo, cobre y selenio) y de los ácidos grasos esenciales necesitas tomar. Este informe te dirá qué cantidades requieres a fin de que tu cuerpo recupere el equilibrio y la salud óptimos.

Examen de alergias/intolerancia a alimentos

Si padeces migrañas o dolores de cabeza, éste es un examen útil, puesto que permite rastrear alimentos que funcionan como disparadores (véase páginas 230-233). Hay dos tipos de reacciones alérgicas. El Tipo A (clásica) es diagnosticado cuando tu reacción tiene lugar inmediatamente después de entrar en contacto con un alergénico, como los cacahuates. El Tipo B (retardada o intolerancia) es diagnosticado cuando la reacción tiene lugar entre una hora y cuatro días después de tener contacto con el alergénico. Entre los tipo B comunes están productos lácteos, huevos, trigo y azúcar. Síntomas como aumento de peso, inflamación, retención de líquidos, fatiga, articulaciones doloridas y dolor de cabeza pueden deberse a una alergia Tipo B.

Actualmente es posible disponer de un examen de sangre que analiza 217 diferentes alimentos y aditivos al medir la liberación de ciertas sustancias químicas responsables de los síntomas de intolerancia a la comida. De ese modo, sabrías a qué alimentos estás reaccionando y evitarlos por un tiempo. A diferencia de la alergia Tipo A, estos alimentos no deben ser evitados indefinidamente. Mientras los suprimes, el propósito es fortalecer y corregir cualquier problema digestivo, a fin de que después puedas comer con moderación a los que ahora eres intolerante.

Cuando no se digiere adecuadamente algún alimento (véase abajo), partículas de comida pueden gotear hacia el torrente sanguíneo. En lugar de verlas como comida, tu cuerpo las considera toxinas y echa a andar una reacción del sistema inmunológico en su contra. Esto es ocasionado a menudo por comer demasiado de los mismos alimentos con demasiada frecuencia. El trigo es a menudo el mayor culpable, pues puedes terminar comiéndolo todo el día; por ejemplo: pan tostado para el desayuno, emparedado en el almuerzo, pasta por la noche y galletas entre comidas.

El examen es realizado a partir de una muestra de sangre y es posible que te envíen un botiquín para que tu enfermera o médico tome una pequeña cantidad de sangre. Esta muestra es enviada al laboratorio y, después de analizada, recibes un informe extensivo y personalizado que dibuja:

* Los alimentos a los que eres altamente reactiva, los que están en el límite de tu tolerancia y los que te sientan bien.
* Recomendaciones sobre la manera de realizar cambios en alimentación y reintroducir con toda seguridad los alimentos reactivos más adelante.

Examen para un intestino "que gotea"

Rastrear los alimentos a los que puedes ser sensible es resolver sólo la mitad del problema. En primer lugar, ¿por qué se ha desarrollado el problema? ¿Qué ocurre cuando reintroduces los alimentos problema? La respuesta reside en el estado de tu intestino y en su capacidad para procesar adecuadamente comida. Alergias e intolerancia a alimentos son a menudo síntomas de que no todo anda bien en tu sistema digestivo.

Si tus intestinos no funcionan adecuadamente, es posible que no estés abosrbiendo los nutrientes en forma eficiente, lo que significa que puedes presentar deficiencias en vitaminas y minerales. Al revisar tu orina, un laboratorio puede evaluar el estado de tu sistema digestivo.

Todos los alimentos deben ser descompuestos por tu sistema digestivo, pasar luego al torrente sanguíneo y ser tratados por el sistema linfático del cuerpo. Si esto no ocurre de manera correcta, el cuerpo "ve" los alimentos normales como un antígeno, una toxina, y echa a andar una reacción del sistema inmunológico para enfrentarlos. Al mismo tiempo, los alimentos no digeridos continúan fermentándose y pudriéndose. Pueden formarse grandes espacios entre las células de la pared del intestino y por allí pueden filtrarse moléculas de comida hacia el torrente sanguíneo. A esto se le llama permeabilidad intestinal y puede resultar en el sobredesarrollo de la cándida (véase páginas 257-258).

Es importante no comer los alimentos problema. Luego debe curarse todo el intestino a fin de restablecer el equilibrio de la bacteria intestinal, modo en que se recupera la salud y se previene que reaparezcan los síntomas.

Esta afección ha sido reconocida ampliamente sólo en tiempos recientes; este examen de orina no invasivo y muy eficaz es relativamente nuevo. Puedes practicarlo en tu casa con el equipo que se te envía. Se requiere de dos muestras de orina: la primera es una muestra previa y la segunda se toma seis horas después de beber un líquido especial que contiene dos moléculas/marcadores. Cuando las muestras son analizadas, la cantidad de moléculas/marcadores detectada por el laboratorio indicará con bastante precisión qué tan permeable es (es decir, cuánto gotea) tu intestino. Una vez que cuentas con esta información, puedes decidir cuál es el mejor plan de acción para curar tus intestinos.

Capítulo 13

Para combinar todo

En esta sección obtendrás ayuda sobre la manera correcta de comenzar a eliminar tus síntomas premenstruales.

¿Qué hacer si ya estás tomando medicamentos para tu SPM?

Si quieres probar el enfoque natural, debes hablar con tu médico acerca de suspender medicamentos. Esto es importante porque algunos, como los antidepresivos, no deben ser descontinuados de golpe. Si tienes que esperar unos cuantos meses antes de liberarte de ese medicamento, comienza por poner en práctica todas las recomendaciones dietéticas y recuerda tomar las vitaminas y minerales recomendados. No comiences el programa de hierbas hasta que hayas suspendido los medicamentos.

Si tu SPM empeoró con la píldora, o comenzó cuando comenzaste a tomarla, piensa seriamente en utilizar otra forma de anticoncepción. De todos modos puedes seguir los consejos dietéticos y tomar vitaminas y minerales, recomendados más abajo, pero quizá estés librando una batalla perdida. Es posible que, en realidad, tu SPM sea *causado* por las hormonas que introduces en tu cuerpo. No ingieras ninguna de las hierbas sugeridas mientras tomes la píldora, a menos que sea bajo supervisión de un practicante reconocido y con experiencia.

El enfoque natural del SPM es muy exitoso, por lo que te recomiendo que lo pruebes durante tres meses. Nada pierdes, excepto tus síntomas. Cambia tu dieta, añade complementos y toma hierbas. Al final de los tres meses, sigue comiendo prudentemente la mayor parte del tiempo; es obvio que no debes ser tan estricta, pero tampoco deseas que vuelvan los síntomas. Podrías dejar de tomar hierbas al finalizar los tres meses y también los complementos, excepto el multivitamínico y mineral.

Tu dieta

Recuerda que mantener en equilibrio el nivel de azúcar en tu sangre es uno de los propósitos más importantes de la dieta SPM (véase páginas 86-103). En consecuencia, elimina todo lo que cause cambios rápidos en el azúcar—como café, té, azúcar, alcohol y chocolate— y asegúrate de comer poco y a menudo. El segundo propósito de la dieta SPM es restaurar tu cuerpo hasta conseguir un saludable equilibrio a fin de que pueda aprovechar las herramientas necesarias para funcionar a su nivel óptimo. Al comer saludablemente, estás colocando los cimientos de una buena salud. Todo lo que comemos es utilizado para formar huesos, tejidos y músculos y ayudar a nuestro cuerpo a funcionar. Sobra decir que una dieta de comida chatarra ofrecerá una nutrición por debajo de lo necesario.

Tu plan de complementos

El siguiente programa de complementos debe ser observado durante los siguientes tres meses, mientras modificas tus hábitos alimentarios. Esto ayudará a corregir cualquier deficiencia y a proporcionarte nutrientes muy importantes para eliminar síntomas premenstruales.

* Un buen complemento multivitamínico y mineral.
* Vitamina B6 (como piridoxal-5-fosfato, 50 mg al día).
* Vitamina E (como d-alfa tocoferol, 300 ui al día).
* Citrato de magnesio o aminoácido quelado (200 mg al día).
* Citrato de zinc (15 mg al día).
* GLA (150 mg al día).

Como mencionamos en la página 183, el complemento multivitamínico y mineral es necesario para obtener "un poco de todo". En el caso de SPM, te ofrece también todas las vitaminas B, calcio y manganeso, que necesitas para superar el problema. En lugar de comprar varios complementos diferentes, todos los cuales juegan su papel en tu cuerpo, obtendrás la mayoría de lo que necesitas a partir de un solo complemento multivitamínico y mineral.

Hemos añadido vitamina B6, vitamina E, magnesio, zinc y GLA inmediatamente después porque son necesarios en más altos niveles que los contenidos en el complemento.

> ## Nota:
>
> Cada nutriente representa la ingesta total para un día, de modo que si tu multivitamínico y mineral contiene 25 mg de vitamina B6, sólo necesitarás añadir 25 mg con un complemento extra.

Hierbas

Las hierbas son útiles durante los primeros tres meses para corregir cualquier desequilibrio hormonal.

Usa tintura a partes iguales de agnus-castus, cohosh negro y calvaria. Toma una cuacharadita tres veces al día e interrumpe cuando tengas tu periodo.

Para facilitar este programa, he formulado un producto llamado PM Comfort preparado por The Natural Health Practice, que contiene todos los nutrientes y hierbas arriba mencionados. Está diseñado para que no tengas que buscar entre las muchas marcas a fin de encontrar los niveles correctos de nutrientes: de manera específica para que contenga todo lo necesario en un solo paquete. Contiene tres cápsulas vegetarianas. Una es un multivitamínico y mineral con las cantidades de todas las vitaminas y los minerales que necesitas para tener una buena base, incluida vitamina E y zinc. La segunda cápsula te proporciona magnesio y B6 extra, y contiene además la cantidad correcta de GLA, de acuerdo con la recomendación hecha más arriba. La tercera incluye las hierbas más benéficas para el SPM, sin olvidar el cardo mariano (véase páginas 193-195) para fortalecer tu hígado durante los primeros tres meses. Todos los nutrientes son de la más alta calidad en su mejor forma, a fin de que obtengas el máximo beneficio de ellos. Si no puedes conseguir este producto localmente, puedes llamar al 01892750511 (en Gran Bretaña) o enviar un correo electrónico a health@marilynglenville.com para que lo recibas por correo.

Extras

He listado abajo algunos complementos útiles y hierbas extra que pueden ser necesarios si tienes síntomas premenstruales específicos muy severos. Sugiero que los añadas a tu programa básico.

Para antojos desaforados de alimentos o azúcar:

* Cromo, 200 mcg al día (incluido el cromo en tu multivitamínico).
* *Garcinia cambogia*, que contiene HCA/ácido hidroxicítrico (véase páginas 222-223). Debería haber aproximadamente 250 mg de HCA en cada cápsula. Tómalo justo antes de comer y cenar.

Algunas compañías preparan un complemento que combina cromo y HCA, lo que es útil.

> ## Nota:
>
> No tomes HCA si tienes problemas con migrañas. Sólo aña-
> de cromo a tu programa de complementos.

Para retención de líquidos:

Usa diente de león. Toma una cucharadita tres veces al día y suspende cuando tengas tu periodo.

Para migrañas y dolores de cabeza:

El cardo mariano, excelente para el hígado, puede ser útil para migrañas y dolores de cabeza. Toma una cucharadita tres veces al día y suspende cuando tengas tu periodo.

Para la depresión:

* Síntoma premenstrual muy común. Mientras estás modificando tu dieta, añade 50 g de 5-http (5-hidroxi-triptofano, véase páginas 156-157). Tómalo tres veces al día, con los alimentos.
* Hierba de San Juan: una cucharadita tres veces al día; suspende mientras sangras.

Para el estrés:

Debido a su relación con las glándulas suprarrenales y el SPM, puedes estresarte a menudo, por lo que puedes añadir:

* Ginseng siberiano: una cucharadita tres veces al día. Suspende cuando tengas tu periodo.

Para otros síntomas

A lo largo del libro nos hemos concentrado en los síntomas más comunes relacionados con el spm y sugerido nutrientes y complementos que los aliviarán. Si por alguna razón tus síntomas no resultan completamente aliviados con el programa sugerido, ponte en contacto conmigo para mayor detalle o para ofrecerte una consulta postal a fin de valorar si hay otros problemas en la raíz de tu spm. Quizá quieras consultar también a un homeópata, quien podrá prescribirte algún remedio de acuerdo con tu constitución individual.

Puntos importante que debes recordar

* Investiga siempre la causa de los síntomas antes de tomar cualquier medicamente o comenzar un programa de tatamiento natural.
* Lleva un diario de tus síntomas, señalando cuando se presenten. Si lo hacen siempre en las semanas anteriores a tu periodo pero desaparecen cuando comienza, indudablemente están asociados al spm.
* Sigue las recomendaciones dietéticas.
* Evita la cafeína, especialmente si padeces problemas de senos.
* Deja de tomar la píldora si tus síntomas se presentaron cuando comenzaste a tomarla. En su lugar, elige otra forma de anticoncepción.

- Emprende acciones para equilibrar el nivel de azúcar en tu sangre. Esto significa renunciar a los productos de carbohidratos refinados y tomar los complejos integrales. Come poco y a menudo.
- Toma una cena baja en proteínas y rica en carbohidratos complejos.
- Incluye una buena fuente de ácidos grasos esenciales (véase páginas 106-109) en tu dieta.
- Toma complementos durante tres meses.
- Toma hierbas para mantener en equilibrio tus hormonas durante tres meses.
- Toma un complemento o hierbas extra por encima del programa básico si tienes más síntomas específicos.
- Comienza un programa de ejercicio regular, lo que tiene un efecto positivo sobre tu SPM.
- ¡Cuida tu hígado!
- Emprende acciones para lidiar con cualquier fuente de estrés en tu vida.

Notas

Primera Parte: El rompecabezas del spm

Introducción

1. Magos, A.L. *et al.* "Treatment of the pre-menstrual syndrome by subcutaneous oestradiol implants and cyclical oral noresthisterone: placebo study". *British Medical Journal, Clinical Research Edition*, vol. 292, no. 6536, pp. 1629-33 (1986).

2. "American College of Obstetrics and Gynaecology Opinion: Premenstrual syndrome". *International Journal of Gynaecology and Obstetrics*, vol. 50, pp. 80-84 (1995).

3. Schagen van Leeuwen, J. H. *et al.* "Is pre-menstrual syndrome an endocrine disorder?", *Journal of Psychosomatic Obstetrics and Gynaecology*, vol. 14, no. 2, pp. 91-109 (1993).

Capítulo 1: ¿Qué es el spm?

1. Clare, A. "Pre-menstrual syndrome: Single or multiple causes?". *Canadian Journal of Psychiatry*, vol. 30, pp. 474-482 (1985).

2. Maudsley, H. *Body and Mind*, Macmillan, Londres (1873).

3. Clare, "Pre-menstrual syndrome".

4. Clare, "Pre-menstrual syndrome".

5. Green, R y Dalton, K. Clare, "The pre-menstrual syndrome". *British Medical Journal*, BMJ 1 (1953).

6. "American College of Obstetrics and Gynaecology Opinion: Premenstrual syndrome". *International Journal of Gynaecology and Obstetrics*, vol. 50, pp. 80-84 (1995).

7. Abraham, G. E. "Nutritional factors in the aetiology of the premenstrual tension syndromes". *Journal of Reproductive Medicine*, vol. 28, no. 7, pp. 446-464 (1983).

8. Schmidt, P. J. *et al.* "Differential behavioural effects of gonadal steroids in women with and in those without pre-menstrual syndrome". *New England Journal of Medicine*, vol. 338, no. 4, pp. 209-216 (1998).

9. Dalton, K. *Pre-menstrual Syndrome Goes to Court.* Peter Andrew Publishing Co., Worcestershire (1990).

10. Dalton, K. "Menstruation and acute psychiatric illness". *British Medical Journal*, vol. 1, pp. 148-149 (1959).

11. Dalton, K. "Menstruation and accidents". *British Medical Journal*, vol. 2, p. 1425-1426 (1960).

12. Dalton, K. "Children's hospital admission and mother's menstruation". *British Medical Journal*, vol. 2, pp. 27-28 (1970).

Capítulo 2: La causa del SPM

1. Halbreich, U. "Menstrually related disorder: what we do know, what we only believe that we know and what we know that we do not know". *Critical Reviews in Neurobiology*, vol. 9, pp. 163-175 (1995).

2. Facchinetti, F. *et al.* "Oestradiol/progesterona imbalance and the pre-menstrual syndrome". *Lancet*, vol. 2, p. 1302 (1983).

3. Abraham, G. E. "Pre-menstrual tension". *Problems in Obstetrics and*

Gynaecology, vol. 3, no. 12, pp. 1-39 (1980).

4. Smith, R. N. *et al.* "A randomized comparison over 8 months of 100mcg y 200mcg twice weekly doses of transdermal oestradiol in the treatment of severe pre-menstrual syndrome". *British Journal of Obstetrics and Gynaecology*, vol. 102, pp. 475-484 (1995).

5. Abraham, G. E. "Nutritional factors in the aetiology of the pre-menstrual tension syndromes". *Journal of Reproductive Medicine*, vol. 28, pp. 446-464 (1983).

6. Clare, A. "Pre-menstrual syndrome: single or multiple causes?". *Canadian Journal of Psychiatry*, vol. 30, pp. 474-482 (1985).

7. Abraham, G. E. "Role of nutrition in managing the pre-menstrual tension syndromes". *Journal of Reproductive Medicine*, vol. 32, no. 6, pp. 405-422 (1987).

8. Brayshaw, N. D. y Brayshaw D. D. "Thyroid hypofunction in pre-menstrual syndrome". *New England Journal of Medicine*, vol. 315, pp. 1486-1487 (1986).

9. Schmidt *et al.* "Thyroid function in women with pre-menstrual syndrome". *The Journal of Clinical Endocrinology and Metabolism*, vol. 76, pp. 671-674 (1993).

10. Eriksson, E. *et al.* "Serum levels of androgens are higher in women with pre-menstrual irritability and dysphoria than in controls". *Psychoneuroimmunology*, vol. 17, no. 2-3, pp. 195-204 (1992).

11. Clare. "Pre-menstrual syndrome".

12. Stewart, A. "Clinical and biochemical effects of nutritional supplementation on the pre-menstrual syndrome". *Journal of Reproductive Medicine*, vol. 32, no. 6, pp. 435-441 (1987).

13. Gallant, M. P. *et al.* "Pyridoxine and magnesium status in women with pre-menstrual syndrome". *Nutrition Research*, vol. 7, pp. 243-252 (1987).

14. Abraham G. E. y Lubran, M. M. "Serum and red cell magnesium

levels in patients with pre-menstrual tension". *American Journal of Clinical Nutrition*, vol. 34, pp. 2364-2366 (1981).

15. Rosenstein, D. L. *et al.* "Magnesium measures across the menstrual cycle in pre-menstrual syndrome". *Biological Psychiatry*, vol. 35, pp. 557-561 (1994).

16. Schmidt, P. J. *et al.* "Differential behavioural effects of gonadal steroids in women with and in those without pre-menstrual syndrome". *New England Journal of Medicine*, vol. 338, no. 4, pp. 209-216 (1998).

Capítulo 3: Diagnóstico del SPM

1. Kraemer, G. R. y Kraemer, R. R. "Pre-menstrual syndrome: diagnosis and treatment experiences". *Journal of Women's Health*, vol. 7, no. 7, pp. 893-907 (1998).

2. Rubinow, D. R. *et al.* "Changes in plasma hormones across the menstrual cycle in patients with menstrually related mood disorders and in control subjects". *American Journal of Obstetrics and Gynaecology*, vol. 158, no. 5-11 (1988).

3. Schmidt, P. J. *et al.* "Lack of effect of induced menses on symptoms in women with pre-menstrual syndrome". *New England Journal of Medicine*, vol. 324, pp. 1174-1179 (1991)

Capítulo 4: El enfoque convencional del SPM

1. Trott, A. *et al.* "Pre-menstrual syndrome: diagnosis and treatment". *Delaware Medical Journal*, vol. 68, no. 7, pp. 357-363 (1996).

2. Bancroft, J. y Rennie, D. "The impact of oral contraceptives on the experience of perimenstrual mood clumsiness, food craving and other symptoms". *Journal of Psychosomatic Research*, vol. 37, pp. 195-202 (1993).

3. Thomas, W. y Ellerton, C. "Nuisance or natural and healthy: should

monthly menstruation be optional for women?". *Lancet*, vol. 355, pp. 9222-9224 (2000).

4. West, C. P. y Hillier, H. "Ovarian suppression with the gonadotrophin-releasing hormone agonist goserelin (Zoladex) in management of the pre-menstrual tension syndrome". *Human Reproduction*, vol. 9, pp. 1058-1063 (1994).

5. Mortola, J. F. "Applications of gonadotrophin-releasing hormone analogues in the treatment of pre-menstrual syndrome". *Clinic Obstetrics and Gynaecology*, vol. 36, pp. 753-763 (1993).

6. Carlton, G. J. y Burnett, J. W. "Danazol and migraine". *New England Journal of Medicine*, vol. 310, p. 721 (1984).

7. O'Brien, P. M. y Abukhalil, I. E. "Randomised controlled trial of the management of the pre-menstrual syndrome and premenstrual mastalgia using luteal phase-only danazol". *American Journal of Obstetrics and Gynaecology*, vol. 180, pp. 18-23 (1999).

8. Watts, J. F. *et al.* "A clinical trial using danazol for the treatment of pre-menstrual tension". *British Journal of Obstetrics and Gynaecology*, vol. 94, pp. 30-34 (1987).

9. Mira, M. *et al.* "Mefenamic acid in the treatment of pre-menstrual syndrome". *Obstetrics and Gynaecology*, vol. 68, pp. 395-398 (1986) y Jakubowicz, D. L. *et al.* "The treatment of premenstrual tension with mefenamic acid analysis of prostaglandin concentration". *British Journal of Obstetrics and Gynaecology*, vol. 91, pp. 79-84 (1984).

10. Wang, M. *et al.* "Treatment of pre-menstrual syndrome by spironolactone: a double-blind, placebo-controlled study". *Acta Obstetricia et Gynaecologica Scandinavica*, vol. 74, pp. 803-808 (1995).

11. Magos, A. L. *et al.* "Treatment of the pre-menstrual syndrome by subcutaneous oestradiol implants and cycle oral noresthisterone:

placebo controlled study". *British Medical Journal*, vol. 292, pp. 1629-1633 (1986).

12. Magos, A. L. *et al.* "The effects of noresthisterone in post-menopausal women on oestrogen replacement therapy: A model for the pre-menstrual syndrome". *British Journal of Obstetrics and Gynaecology*, vol. 93, pp. 1290-1296 (1986).

13. Bancroft, J. "The pre-menstrual syndrome – a reappraisal of the concept and the evidence". *Psychological Medicine*, monograph supplement 24, pp. 1-47 (1993).

14. Watson, N. R. *et al.* "The long-term effects of oestradiol implants therapy for the treatment of pre-menstrual syndrome". *Gynaecological Endocrinology*, vol. 4, no. 2, pp. 99-107 (1990).

15. Smith, R. N. *et al.* "A randomised comparison over 8 months of 100mcg and 200mcg twice weekly doses of transdermal oestradiol in the treatment of severe pre-menstrual syndrome". *British Journal of Obstetrics and Gynaecology*, vol. 102, pp. 475-484 (1995).

16. Schairer, C. "Menopausal oestrogen and oestrogen-progestogen replacement therapy and breast cancer risk". *Journal of the American Medical Association*, vol. 283, no. 4, pp. 485-491 (2000).

17. Hammarback, S. *et al.* "Relationship between symptom severity and hormone changes in women with pre-menstrual syndrome". *Journal of Clinical Endocrinology and Metabolism*, vol. 68, pp. 125-130 (1989).

18. Bancroft, J. y Backstrom, T. "Pre-menstrual syndrome". *Clinical Endocrinology*, vol. 22, pp. 313-336 (1985).

19. Magill, P. J. "Investigation of the efficacy of progesterona pessaries in the relief of symptoms of pre-menstrual syndrome". Progesterona Study Group. *British Journal of General Practice*, vol. 45, no. 400, pp. 589-593 (1995).

20. Freeman, E. *et al.* "Ineffectiveness of progesterona suppository

treatment of pre-menstrual syndrome". *Journal of the American Medical Association*, vol. 264, pp. 349-353 (1990).

21. Grimes, D. "Progestins, breast cancer and the limitations of epidemiology". *Fertility and Sterility*, vol. 57, no. 3, pp. 492-493 (1992).

22. *Internacional Journal of Cancer*, vol. 92, pp. 469-473 (2001).

23. Grio, R. "Clinical efficacy of tamoxifen in the treatment of pre-menstrual mastodynia" (traducido del italiano). *Minerva Ginecologica*, vol. 50, no. 3, pp. 101-103 (1998).

24. Harrison, W. M. *et al.* "Treatment of pre-menstrual dysphoria with alprazolam: A controlled study ." *Archives of General Psychiatry*, vol. 47, p. 270 (1990).

25. Dimmock, P. *et al.* "Efficacy of selective serotonin-reuptake inhibitors in pre-menstrual syndrome: a systematic review". *The Lancet*, vol. 356, pp. 1131-1136 (2000).

26. Magos, A. L. *et al.* "Treatment of the pre-menstrual syndrome by subcutaneous oestradiol implants". *British Medical Journal Clinical Research Edition*, 292, 6536, pp. 1629-1633 (1986).

Segunda Parte: El enfoque natural para el tratamiento del spm, Capítulo 5: La dieta spm

1. Woods, N. F. *et al.* "Major life events, daily stressors and perimenstrual symptoms". *Nursing Research*, vol. 34, pp. 263-267 (1985).

2. Nock, B. "Norandrogenic regulation of progestin receptors: new findings, new questions, reproduction: a behavioural and neuroendocrine prospective". *The Annals of New Cork Academy of Sciences*, vol. 474, no. 415, p. 22 (1986).

3. Goei, G. S. "Dietary patterns of patients with pre-menstrual tension". *Journal of Applied Nutrition*, vol. 34, pp. 4-11 (1982).

4. Wurtman, J. J. *et al.* "Effect of nutrient intake on pre-menstrual depression". *American Journal of Obstetrics and Gynaecology*, vol. 161, no. 5, pp. 1228-1234 (1989).

5. Rossignol, A. M. y Bonnlander, H. "Prevalence and severity in the pre-menstrual syndrome: Effects of foods and beverages that are sweet or high in sugar content". *Journal of Reproductive Medicine*, vol. 36, no. 2, pp. 131-136 (1991).

6. Budd, M. *Low Blood Sugar*. Thorsons, Londres (1995).

7. Ringsdorf, W. *et al.* "Sucrose, neutrophil phagocytosis and resistance to disease". *Dental Survey*, vol. 52, pp. 46-48 (1976).

8. Wurtman, R. J. "Neurochemical changes following high dose aspartame with dietary carbohydrates". *New England Journal of Medicine*, pp. 429-430 (1983).

9. Blundell, J. E. y Hill, A. J. "Paradoxical effects of an intense sweetener (aspartame) on appetite". *Lancet*, vol. 1, 8489, pp. 1092-1093 (1986).

10. Stegink, L. D. *et al.* "Effect of repeated ingestion of aspartame-sweetened beverages on plasma amino acid, blood metanol and blood formate concentrations". *Metabolism*, vol. 38, no. 4, pp. 357-363 (1989).

11. Lipton, S. A. y Rosenberg, P. A. "Excitatory amino acids as a final common pathway for neurologic disorders". *New England Journal of Medicine*, vol. 300, no. 9, pp. 613-622 (1994).

12. Minton, J. P. *et al.* "Clinical and biochemical studies of methylxanthine-related fibrocystic breast disease". *Surgery*, vol. 90, pp. 299-304 (1981).

13. Horrobin, D. F. *et al.* "Abnormalities in plasma essential fatty acid levels in women with pre-menstrual syndrome and with nonmalignant breast disease". *Journal of Nutritional Medicine*, vol. 2, pp. 259-264 (1991).

14. Mann, F. V. "Metabolic consequences of dietary trans fatty acids".

Lancelt, vol. 343, no. 8908, pp. 1268-1271 (1994).

15. *American Journal of Clinical Nutrition*, vol. 71, pp. 103-108 (2000).

16. Makela, S. I. *et al.* "Dietary soybean may be antiestrogenic in mice". *Journal of Nutrition*, vol. 125, no. 3, pp. 437-445 (1995).

17. Aldercreutz *et al.* "Dietary phytoestrogens and cancer: in vitro and in vivo studies". *Journal of Steroid Chemistry and Molecular Biology*, vol. 3-8, no. 41, pp. 331-337 (1992).

18. Barnard, N. D. *et al.* "Diet and sex-hormone binding globulin, dysmenorrhea, and pre-menstrual syndrome". *Obstetrics and Gynaecology*, vol. 95, no. 2, pp. 245-250 (2000).

19. Cassidy, A. *et al.* "Biological effects of a diet of soy protein rich in isoflavones on the menstrual cycle of premenopausal women". *American Journal of Clinical Nutrition*, vol. 60, pp. 333-340 (1994).

20. Coleman, M. P. *et al. Trends in Cancer Incidence and Mortality.* IARC Publication no. 121, Lyon, Francia (1993).

21. Anderson, J. *et al.* "Meta-analysis of the effects of soy protein intake on serum lipids". *New England Journal of Medicine*, vol. 333, no. 5, pp. 276-282 (1995).

22. Phipps, W. R. *et al.* "Effect of flaxseed ingestion on the menstrual cycle". *Journal of Clinical Endocrinology and Metabolism*, vol. 77, no. 5, pp. 1215-1219 (1993).

Capítulo 6: Cambios en el estilo de vida

1. Óbice, N. "Growing up too soon". *New Scientist*, 2 de agosto de 1997, p. 5.

2. Campbell, J. M. y Harrison, K. L. "Smoking and infertility". *Medical Journal of Australia*, vol. 1, 8, pp. 342-343 (1979).

3. Jick, H. *et al.* "Relation between smoking and age of natural menopause". *Lancet*, vol. 1, pp. 1354-1355 (1977).

4. Hikon, H. *et al.* "Antihepatoxic actions of flavonolignans from

Silybum marianum fruits". *Planta Medica*, vol. 50, pp. 248-250 (1984).

5. Woods, N. F. *et al.* "Major life events, daily stressors and perimenstrual symptoms". *Nursing Research*, vol. 34, pp. 263-267 (1985).

6. Barnea, E. R. y Tal, J. "Stress-related reproductive failure". *Journal of In Vitro Fertilisation and Embryo Transfer*, vol. 8, pp. 15-23 (1991).

7. Franklin, M. *et al.* "Neuroendocrine evidence for dopaminergic actions of Hypericum extract (LI160) in healthy volunteers". *Biological Psychiatry*, vol. 46, no. 4, pp. 581-584 (1999).

8. Kuczmierczyk *et al.* "Doping styles in women with pre-menstrual syndrome". *Acta Psychiatrica Scandinavica*, vol. 89, pp. 301-305 (1994).

9. Brown, J. "Staying fit and staying well: Physical fitness as a moderador of life stress". *Journal of Personality and Social Psychology*, vol. 60, no. 4, pp. 555-561 (1991).

10. Wolf, S. y Bruhn, J. *The Power of the Clan: The Influence of Human Relationships on Heart Disease*, Transaction Publishers, Piscataway, New Jersey (1993).

11. Goodale, I. L. *et al.* « Alleviation of pre-menstrual syndrome symtomps with the relaxation response". *Obstetrics and Gynaecology*, vol. 75, pp. 649-655 (1990).

12. Groer, M. y Ohnesorge, C. "Menstrual cycle lengthening and reduction in pre-menstrual distress through guided imagery". *Journal of Holistic Nursing*, vol. 11, pp. 286-294 (1993).

13. Ben-Manachem, M. "Treatment of dysmenorrhoea: A relaxation therapy program". *International Journal of Gynaecology and Obstetrics*, vol. 17, pp. 340-342 (1980).

14. Hernandez-Reif, M. *et al.* "Pre-menstrual symptoms are relieved by massage therapy". *Journal of Psychosomatic Obstetrics and*

Gynaecology, vol. 1, pp. 9-15 (2000).

15. Touch Research Institute of the University of Miami School of Medicine.

16. Spiegel, K. *et al.* "Impact of sleep debt on metabolic and endocrine function". *Lancet*, vol. 354, pp. 1435-1439 (1999).

17. Kahn, S. E. *et al.* "Aetiology and pathogenesis of Type II diabetes mellitus and related disorders". En Becker, K. (comp.) *Principles and Practice of Endocrinology and Metabolism*, pp. 1210-1216. J. B. Lippincott (1995).

18. Kern, W. *et al.* "Changes in cortisol and growth hormone secretion during nocturnal sleep in the course of ageing". *Journal of Gerontology*, vol. 51A, no. M3-9 (1996).

19. Wyatt, R. "Effects of L-tryptophan (a natural sedative) on human sleep". *Lancet*, vol. 2, pp. 842-846 (1970).

20. Jonson, W. G. *et al.* "Macronutrient intake, eating habit and exercise as moderation of menstrual distress in healthy women". *Psychosomatic Medicine*, vol. 57, pp. 324-330 (1995).

21. Byrne, A. y Byrne, D. G. "The effect of exercise on depression, anxiety and other mood status: a review". *Journal of Psychosomatic Research*, vol. 37, pp. 565-574 (1993).

22. Rapkin, A. y Laughlin, D. "Guidelines for the diagnosis and treatment of pre-menstrual syndrome". *Family Practice Recertification*, vol. 21, no. 1, pp. 42-70 (1999).

23. Steege, J. F. y Blumenthal, J. A. "The effects of aerobic exercise on pre-menstrual symptoms in middle aged-women: A preliminary study." *Journal of Psychosomatic Research*, vol. 37, no. 2, pp. 127-133 (1993).

24. Babyak, M. *et al.* "Exercise maintenance of therapeutic benefits after 10 months". *Psychosomatic Medicine*, vol. 2, no. 5, pp. 633-638 (2000).

25. Bernstein, L. *et al.* "Physical exercise and reduced risk of breast cancer in young women". *Journal of the National Cancer Institute*, vol. 86, no. 5, pp. 633-638 (1997).

Capítulo 7: Complementos alimenticios

1. Schroeder, H. A. "Losses of vitamins and trace minerals, resulting from processing and preservation of foods". *American Journal of Clinical Nutrition*, vol. 24, pp. 562-573 (1971).

2. Tonkin, R. D. "Role of Research in complementary medicine and therapy". *Journal of Social Medicine*, vol. 80, no. 6, pp. 361-363 (1987).

3. Adams, P. *et al.* "The effect of pyridoxine hydrochloride (vitamin B6) upon depression associated with oral contraception". *Lancet*, vol. 1, pp. 897-904 (1973).

4. Wyatt, K. M. "Efficacy of vitamin B6 in the treatment of premenstrual syndrome: Systematic review." *British Medical Journal*, vol. 318, pp. 1375-1381 (1999).

5. London, R. S. *et al.* "Efficacy of alpha-tocopherol in the treatment of pre-menstrual syndrome". *Journal of Reproductive Medicine*, vol. 32, pp. 400-404 (1987).

6. Choung, C. J. "Vitamin E levels in pre-menstrual syndrome". *American Journal of Obstetrics and Gynaecology*, vol. 164, pp. 1591-1595 (1990).

7. Abraham, G. E. y Lubran, M. M. "Serum and red cell magnesium levels in patients with pre-menstrual tension". *American Journal of Clinical Nutrition*, vol. 34, pp. 2364-2366 (1981).

8. De Souza, M. C. *et al.* "A sinergistic effect of a daily supplement for one month of 200mg magnesium and 50mg vitamin B6 for the relief of anxiety-related pre-menstrual syndrome: A randomized double-blind, crossover study." *Journal of Women's Health and*

Gender-Based Medicine, vol. 9, no. 2, pp. 131-139 (2000).

9. Walker, A. F. *et al.* "Magnesium supplementation alleviates pre-menstrual symptoms of fluid retention". *Journal of Women's Health*, vol. 7, no. 9, pp. 1157-1165 (1998).

10. Faccinetti, F. *et al.* "Magnesium prophylaxis of menstrual migrain: effects on intracellular magnesium". *Headache*, vol. 31, pp. 298-304 (1991).

11. Mira, M. *et al.* "Vitamin and trace elements status in pre-menstrual syndrome". *American Journal of Clinical Nutrition*, vol. 47, pp. 636-641 (1988).

12. Rosenstein, D. L. *et al.* "Magnesium measures across the menstrual cycle in pre-menstrual syndrome". *Bio Psychiatry*, vol. 35, pp. 557-561 (1994).

13. Thys-Jacobs, S. "Calcium carbonate and the pre-menstrual syndrome: effects on pre-menstrual and menstrual symptoms." Premenstrual Syndrome Study Group. *American Journal of Obstetrics and Gynaecology*, vol. 179, no. 2, pp. 444-452 (1998).

14. Thys-Jacobs, S. "Micronutrients and the pre-menstrual syndrome: the case of calcium." *Journal of the American Collage of Nutrition*, vol. 19, no. 2, pp. 220-227 (2000).

15. Thys-Jacobs, S. "Vitamin D and calcium in menstrual migraine". *Headache*, vol. 34, no. 9, pp. 544-546 (1994).

16. Chuong, C. J. y Dawson, E. B. "Zinc and copper levels in pre-menstrual syndrome". *Fertility and Sterility*, vol. 62, pp. 313-320 (1994).

17. Balch, J. y Balch, P. *Prescription for Nutritional Healing*, G. P. Putnam and Sons, EUA (1998).

18. Evans, G. W. y Pouchnik, D. J. "Composition and biological activity of chromium-pyridine carbosylate complexes". *Journal of Inorganic Biochemistry*, vol. 49, pp. 177-187 (1993).

19. Anderson, R. A. "Chromium, glucose tolerance and diabetes". *Biological Trace Element Research*, vol. 32, pp. 19-24 (1992).

20. Anderson, R. A. *et al.* "Effects of supplemental chromium on patients with symptoms of reactive hypoglycaemia". *Metabolism*, vol. 36, pp. 351-355 (1987).

21. Horrobin, D. F. *et al.* "Abnormalities in plasma essential fatty acid levels in women with pre-menstrual syndrome and with nonmalignant breast disease." *Journal of Nutritional Medicine*, vol. 2, pp. 259-264 (1991).

22. Puolakka, J. *et al.* "Biochemical and clinical effects of treating the pre-menstrual syndrome with prostaglandin synthesis precursors." *Journal of Reproductive Medicine*, vol. 30, pp. 149-153 (1985).

23. Graham, J. *Evening Primrose Oil*, pp. 37-38. Thorsons. Londres (1984).

24. McFayden, I. J. *et al.* "Cyclical breast pain – some observations and the difficulties in treatment". *British Journal of Clinical Practice*, vol. 46, pp. 161-164 (1992).

25. Clare, A. "Pre-menstrual syndrome: single or multiple causes?". *Canadian Journal of Psychiatry*, vol. 30, pp. 474-482 (1985).

26. Magnussen, I. E. y Nielsen-Kudsk, F. "Bioavailability and related pharmacokinetics in man of orally administered l-5-hydroxytryptophan in a steady state". *Acta Pharmacologica et Toxicologica*, vol. 46, pp. 257-262 (1980).

27. Poldinger, B. et al. "A functional-dimensional approach to depression: Serotonin deficiency as a target syndrom in a comparision of 5-hydroxytryptophan and fluvoxamine". *Psychopathology*, vol. 24, pp. 53-81 (1991).

Capítulo 8: Hierbas

1. Schellenberg, R. "Treatment for the pre-menstrual syndrome with

agnus fruit extract: prospective, randomized, placebo controlled study". *British Medical Journal*, vol. 322, pp. 134-137 (2001).

2. Sliutz, G. *et al.* "Agnus castus extracts inhibit prolactin secretion of rat pituitary cells". *Hormona and Metabolic Research*, vol. 25, pp. 253-255 (1993).

3. Sheu, S. J. *et al.* "Analysis and processing of Chinese herbal drugs IV: The study of *Angelicae radix*". *Planta Medica*, vol. 53, pp. 377-278 (1987).

4. Qi-bing, M. *et al.* "Advance in the pharmacological studies of radix Angelica sinensis (oliv) diels (Chinese danggui)". *Chinese Medicine Journal*, vol. 104, pp. 776-781 (1991).

5. Zhu, D. P. Q. "Dong quai". *American Journal of Chinese Medicine*, vol. 15, pp. 117-125 (1987).

6. Hikon, H. *et al.* "Antihepatoxic actions of flavonolignans from *Silybum marianum* fruits". *Planta Medica*, vol. 50, pp. 248-250 (1984).

7. Bosisio, E. *et al.* "Effect of the flavonolignans of *Silybum marianum* L on lipid peroxidation in rat liver microsomes and freshly isolated hepatocytes". *Pharmacology Research*, vol. 25, no. 2, pp. 147-154 (1992).

8. Hruby, K. *et al.* "Chemotherapy of *Amanita phalloides* poisoning with intravenous silibinin". *Human Toxicology*, vol. 2, pp. 183-195 (1983).

9. Linde, E. *et al.* "St John's Word for depression – an overview and meta-analysis of randomized clinical trials". *British Medical Journal*, vol. 313, pp. 253-261 (1996).

10. Stevinson, C. y Ernst, E. "A pilot study of *Hypericum perforatum* for the treatment of pre-menstrual syndrome". *British Journal of Obstetrics and Gynaecology*, vol. 107, no. 7, pp. 870-876 (2000).

11. Woelk, H. "Comparison of St John's Word and imipramine for

treating depression: randomized controlled trial". *British Medical Journal*, vol. 321, pp. 536-539 (2000).

12. Sergio, W. "A natural food, malabar tamarind, may be effective in the treatment of obesity". *Medical Hypotheses*, vol. 27, p. 40 (1988).

Capítulo 9: Opciones al tratamiento

1. Parry, B. L. *et al.* "Light therapy of late luteal phase dysphoric disorder : An extended study." *American Journal of Psychiatry*, vol. 150, no. 9, pp. 1417-1419 (1993).

2. Kroger, W. S. y Schneider, A. S. "An electronic aid for hypnotic induction: A preliminary report." *Journal of Clinical and Experimental Hipnosis*, vol. 7, pp. 93-98 (1959).

3. Walter, V. J. y Walter, W. G. "The central effects of rhythmic sensory stimulation". *Electroencephalography and Clinical Neurophysiology*, vol. 1, pp. 57-86 (1949).

4. Anderson, D. J. *et al.* "Preliminary trial of photic stimulation for pre-menstrual syndrome". *Journal of Ostetrics and Gynaecology*, vol. 17, no. 1, pp. 76-79 (1997).

5. Folkard, S. *et al.* "Can melatonine improve shift workers' tolerance of the night shift? Some preliminary findings." *Chronobiology International*, vol. 10, no. 5, pp. 315-320 (1993).

6. Blake, F. *et al.* "Cognitive therapy for pre-menstrual syndrome: a controlled trial". *Journal of Psychosomatic Research*, vol. 45, no. 4, pp. 307-318 (1998).

7. Chapman, E. H. *et al.* "Results of the homeopathic treatment of PMS". *Journal of the American Institute of Homeopaths*, vol. 87, no. 1, p. 14, 21 (1994).

8. Oleson, T. y Flocco, W. "Randomised controlled study of pre-menstrual symptoms treated with ear, hand and foot reflexology". *Obstetrics and Gynaecology*, vol. 82, pp. 906-911 (1993).

9. Cutler, W. B. *et al.* "Human axillary secretions influence women's menstrual cycles: The role of donor extract from men". *Hormones and Behavior*, vol. 20, pp. 463-473 (1986).

Capítulo 10: Para lidiar con los síntomas

1. Schinfeld, J. S. "PMS and candidiasis: Study explores posible link." *Female Patient*, julio 1987, p. 66

2. Faccinetti, F. *et al.* "Magnesium prophylaxis of menstrual migraine: Effects on intracellular magnesium." *Headache*, vol. 31, pp. 298-304 (1991).

3. Glucek, C. J. *et al.* "Amelioration of severe migraine with Omega 3 fatty acids: A double-blind, placebo controlled clinical trial." *American Journal of Clinical Nutrition*, vol. 43, p. 710 (1986).

4. Johnson, E. S. *et al.* "Efficacy of feverfew as prophylactic treatment of migraine". *British Medical Journal*, vol. 291, pp. 569-573 (1985).

5. Vaughn, T. R. "The role of food in the pathogenesis of migraine headache". *Clinical Reviews in Allergy*, vol. 12, pp. 167-180 (1994).

6. Janiger, O. *et al.* "Cross cultural study of pre-menstrual symptoms". *Psychosomatics*, vol. 13, pp. 226-235 (1972).

7. Minton, J. P. *et al.* "Clinical and biochemical studies of methylxanthine-related fibrocystic breast disease". *Surgery*, vol. 90, pp. 299-304 (1981).

8. Petrakis, N. L. y King, E. B. "Cytological abnormalities in nipple aspirates of breast fluid from women with severe constipation". *Lancet*, vol. 2, no. 8256, pp. 1203-1204 (1981).

9. London, R. *et al.* "Mammary dysplasia: Endocrine parameters and tocopherol therapy". *Nutritional Research*, vol. 7, p. 243 (1982).

10. Pye, J. K. *et al.* "Clinical experience of drug treatments for mastalgia". *Lancet*, vol. 2, pp. 373-377 (1985).

11. McFayden, I. J. *et al.* "Cyclical breast pain – some observations and

the difficulties in treatment". *British Journal of Clinical Practice*, vol. 46, pp. 161-164 (1992).

12. Kaizer, L. *et al.* "Fish consumption and breast cancer risk". *Nutrition And Cancer*, vol. 12, pp. 61-68 (1989) y Cave, W. T. "Dietary omega-3 polyunsaturated fats and breast cancer". *Nutrition*, vol. 12, no.1, S39-S42 (1996).

13. Tamborini, A. y Taurelle, R. "Value of standardised *Ginkgo biloba* extract (EGB 761) in the management of congestive symptoms of pre-menstrual syndrome". *Revue Française de Gynécologie et d'Obstétrique*, vol. 88, no. 7-9, pp. 447-457 (1993).

14. Dalton, K. "Menstruation and accidents". *British Medical Journal*, vol. 2, pp. 1425-1426 (1960).

15. Kleijnen, J. y Knipschild, P. "Ginkgo biloba". *Lancet*, vol. 340, pp. 1136-1139 (1992).

16. Slayden, S. M. *et al.* "Hyperandrogenemia in patients presenting with acne". *Fertility and Sterility*, vol. 75, no. 5, pp. 889- 892 (2001).

17. Aldercreutz, H. *et al.* "Dietary phytoestrogens and cancer: in vitro and in vivo studies". *Journal of Steroid Chemistry and Molecular Biology*, vol. 3-8, no. 41, pp. 331-337 (1992).

18. DiSilverio, F. *et al.* "Evidence that *Serenoa repens* extract displays antiestrogenic activity in prostatic tissue of bening prostatic hypertrophy". *European Urology*, vol. 21, pp. 309-314 (1992).

19. Snider, B. y Dieteman, D. "Pyridoxine therapy for pre-menstrual acne flare". *Archives of Dermatology*, vol. 110, pp. 130-131 (1974).

20. Chuong, C. J. y Dawson, E. B. "Zinc and copper levels in pre-menstrual syndrome". *Fertility and Sterility*, vol. 62, pp. 313-320 (1994).

Capítulo 11: ¿Podría haber otra causa?

1.　Schinfeld, J. S. "PMS and candiadiasis: Study explores possible link."

Female Patient, julio de 1987, p. 66.

2. Hilton, E. *et al.* "Ingestion of yogurt containing lactobacillus acidophilus as prophylaxis for candidal vaginitis". *Annals of Internal Medicine,* vol. 116, no. 5, pp. 353-357 (1992).

3. Mikhail, M. S. *et al.* "Decreased beta-carotene levels in exfoliated vaginal epithelia cells in women with vaginal candidiasis". *American Journal of Reproductive Immunology,* vol. 32, pp. 221-225 (1994).

4. Edman, J. *et al.* "Zinc status in women recurrent vulvovaginal candidiasis". *American Journal of Obstetrics and Gynaecology,* vol. 155, no. 5, pp. 1082-1085 (1986).

5. Das, U. N. "Antibiotic-like action of essential fatty acids". *Canadian Medical Association Journal,* vol. 132, no. 12, p. 1350 (1985).

6. Adetumbi, M. *et al.* "*Allium sativum* (garlic) inhibits lipid synthesis by candida albicans". *Antimicrobial Agents and Chemotherapy,* vol. 30, no. 3, pp. 499-501 (1986).

7. Amin, A. *et al.* "Berberine sulfate: antimicrobial activity, bioassay and mode of action". *Canadian Journal of Microbiology,* vol. 15, pp. 1067-1076 (1969).

8. Pena, E. "*Melaleuca alternifolia* oil: its use for trichomonal vaginitis and other vaginal infections". *Obstetrics and Gynaecology,* vol. 19, no. 6, pp. 793-795 (1962).

9. Coeuginet, E. y Kuhnast, R. "Recurrent candidiasis: Adjuvant immunotherapy with different formulations of Echinacin (R)". *Therapiewoche,* vol. 36, pp. 3352-3358 (1986).

10. Brayshaw, N. D. y Brayshaw, D. D. "Thyroid hypofunction in pre-menstrual syndrome". *New England Journal of Medicine,* vol. 315, pp. 1486-1487 (1986).

11. Schmidt *et al.* "Thyroid function in women with pre-menstrual syndrome". *Journal of Clinical Endocrinology and Metabolism,* vol. 76, pp. 671-674 (1993).

12. Brayshaw, N. D. y Brayshaw, D. D. "Thyroid hypofunction".

13. Yamamoto, I. *et al.* "Anti-tumour effects of alga marina". *Japanese Journal of Experimental Medicine*, vol. 44, pp. 543-546 (1974).

14. Iritani, N. y Nagi, S. "Effects of spinach and wakeame on colesterol turnover in the rat". *Atherosczerosis*, vol. 15, pp. 87-92 (1972).

15. Olivieri, O. *et al.* "Low selenium status in the elderly influences thyroid hormones". *Clinical Science*, vol. 89, pp. 637-642 (1995).

Capítulo 12: Exámenes

1. Schinfeld, J. S. "PMS and candidiasis: Study explores possible link." *Female Patient*, julio 1987, p. 66.

2. Suzuki, T. y Yamamoto, P. "Organic mercury levels in human hair with and without storage for eleven years". *Bulletin of Environmental Contamination and Toxicology*, vol. 28, pp. 186-188 (1982).

3. James, V. "Using hair to screen for breast cancer", *Nature*, vol. 398, no. 6722, pp. 33-34 (1999).

4. Dickman, M. D. y Leung, K. M. "Mercury and organochlorine exposure from fish consumption in Hong Kong". *Chemosphere*, vol. 37, no. 5, pp. 991-1015 (1998).

Manténte en contacto

Si tienes cualquier problema de salud y estás interesada en encontrar un enfoque más natural para tu tratamiento o te gustaría averiguar qué complementos y exámenes están disponibles para ti, por favor siéntete con entera libertad de entrar en contacto conmigo y yo te enviaré más información sobre cómo puedes ayudarte a ti misma.

Para citas y consultas, ponte en contacto conmigo en:

Dr. Marilyn Glenville, Nevill Estate, Danegate, Eridge Green, Tunbridge Wells, Kent, TN3 9JA.
Tel (en Gran Bretaña): 01892 750511 Fax: 01892 750533
Sitio web: www.marilynglenville.com
Correo electrónico: health@marilynglenville.com

Bibliografía sugerida

The 30 Day Fat Burner Diet, Patrick Holford (Piatkus, 1999)

Feminisation of Nature, Deborah Cadbury (Penguin Books, 1998)

How to Avoid GM Food, Joanna Blythman (Fourth Estate, 1999)

Low Blood Sugar, Martin Budd (Thorsons, 1997)

Natural Alternatives to Dieting, Marilyn Glenville (Kyle Cathie, 1999)

Natural Alternatives to HRT Cookbook, Marilyn Glenville (Kyle Cathie, 2000)

Nutritional Health Handbook for Women, Marilyn Glenville (Piatkus, 2001)

Our Stolen Future, Theo Colborn, Dianne Dumanoski y John Peterson (Abacus, 1997)

The PMS Bible, Katharina Dalton (Vermilion, 1999)

Silent Spring, Rachel Carson (Penguin Books, 1999 [reimpresión])

Acerca de la autora

A lo largo de veinte años, la doctora Marilyn Glenville ha practicado la nutrición en el Reino Unido y en Estados Unidos. Especializada en el enfoque natural de problemas hormonales femeninos, tiene clínicas en Londres y en Kent. Es experta en salud nutricional para las mujeres del Reino Unido.

Respetada autoridad en el cuidado de la salud de las mujeres, la doctora Glenville ofrece charlas radiofónicas y aparece a menudo en la televisión y en la prensa. Asesora a profesionales de la salud y oradores en conferencias académicas en la Medical Society y en el Royal College of Physicians. Obtuvo su doctorado en la Universidad de Cambridge y es miembro de la Royal Society of Medicine y de la Nutrition Society. Fue designada oficialmente por la Foods Standards Agency como observadora del Grupo de Expertos sobre seguridad de Vitaminas y Minerales. Es también miembro del grupo directivo del Foro sobre Alimentación y Salud de la Royal Society of Medicine.

Entre los libros anteriores de la doctora Glenville están los best-sellers *Natural Sollutions to Infertility*, *Nutritional Health Handbook*, *Natural Alternatives to HRT* y *Natural Alternatives to Dieting*.

Libérate de las molestias premenstruales para siempre
se terminó de imprimir en julio de 2005, en Grupo
Caz, Marcos Carrillo 159, col. Asturias, C.P. 06850,
México, D.F.